Max von Pettenkofer

Was man gegen die Cholera tun kann

Ansprache an das Publikum

Max von Pettenkofer

Was man gegen die Cholera tun kann
Ansprache an das Publikum

ISBN/EAN: 9783743614062

Hergestellt in Europa, USA, Kanada, Australien, Japan

Cover: Foto ©berggeist007 / pixelio.de

Weitere Bücher finden Sie auf **www.hansebooks.com**

Was man

gegen die Cholera thun kann.

Ansprache an das Publikum.

Im Auftrage des Gesundheitsrathes der königl. Haupt= und
Residenzstadt München

verfaßt von

Dr. Max v. Pettenkofer,

Obermedicinalrath, o. ö. Professor der Hygiene an der Universität München.

München 1873.

R. Oldenbourg.

Als im vergangenen Spätherbste die Choleravor= kommnisse im Norden und Süden der östlichen Theile von Deutschland und Oesterreich die Gemüther vielfach erregten, wurde auch in München wieder häufig die Frage gehört, was man thun soll, sowohl um sich vor dem Ausbruch einer Epidemie, als auch während einer solchen möglichst zu schützen. Selbstverständlich kam diese Frage auch im Kreise des Magistrates und des Gesundheitsrathes der Stadt München zur Sprache, welch' letzterer sich mit den endesgenannten Persönlichkeiten zu gemeinsamer Berathung verstärkte. Nachdem zunächst die Größe der augenblicklichen Gefahr erwogen und diese gering befunden worden war, wurde die Frage gestellt, was besser wäre, den Einwohnern der Stadt eine gewisse Belehrung und gewisse Rathschläge erst später, wenn die Gefahr des Ausbruches einer Epidemie näher rückte, oder schon jetzt zu ertheilen, wo nach aller Wahrschein= lichkeit noch keine nahe Gefahr besteht? Der Gesundheitsrath hat es für das zweckmäßigste erachtet, nicht erst im Augen= blicke bringender Gefahr, sondern schon vorher und gerade jetzt eine kurze Ansprache an die Bewohner Münchens zu richten, wo diese von keinerlei Furcht beunruhiget am klarsten und ruhigsten urtheilen, alles Gesagte um so

1*

besser beherzigen und auch die nöthige Zeit zur Ausführung der Rathschläge haben werden.

Verbreitungs-
art der
Cholera. So dunkel die Ursachen der Cholera in vielen Beziehungen noch sind, so haben die Untersuchungen darüber doch bereits einiges Thatsächliche außer Zweifel gestellt. Die Krankheit ist seit unvordenklichen Zeiten in gewissen Theilen von Ostindien heimisch, etwa wie bei uns der Abbominaltyphus. Als die Portugiesen zu Anfang des 16. Jahrhunderts nach Entdeckung des Seeweges um das Cap der guten Hoffnung zuerst nach Indien kamen und sich dort niederließen, trafen sie die Krankheit bereits an und machten auch bald unliebe Bekanntschaft mit ihrem epidemischen Auftreten. Von gewissen Orten aus verbreitet sie sich in Indien auch noch heutzutage zu gewissen Zeiten bald über größere, bald über kleinere Strecken Landes. Im ersten Drittel des gegenwärtigen Jahrhunderts erreichte sie das erste Mal Europa. Das wird allgemein, und gewiß auch mit Recht, als eine Folge der Steigerung und namentlich der Beschleunigung des Verkehrs zwischen Indien und Europa angesehen.

Weil sich die Cholera bei ihrem ersten Einfall in Europa unverkennbar in Haupt-Linien und Richtungen des menschlichen Verkehrs sowohl zu Wasser, als zu Land vorwärts bewegte und verbreitete, so hielt man sie für eine ansteckende Krankheit. Genauere Prüfungen ergaben aber bald, daß die Cholera bei ihrer Verbreitung in Europa nicht weniger, als in Indien, ihrer Heimat, eine ganz wesentliche Abhängigkeit auch von Ort und Zeit bewies. Man beobachtete nicht nur, daß bei ganz gleichen Verkehrsverhältnissen die Orte und Gegenden doch sehr ungleich, einige sehr heftig, andere gar nicht ergriffen wurden, sondern auch, daß die für Cholera empfänglichen Orte es nur zu gewissen Zeiten sind, und daß die einen öfter, die

andern seltener ergriffen werden, ohne daß dieses verschiedene örtliche und zeitliche Verhalten von einer Ver-
schiedenheit des Verkehrs abgeleitet werden konnte.

Daraus hat man den Schluß gezogen, daß zu dem
specifischen Cholerakeime, der von Indien ausgeht und der
sich — gleichviel in welcher Weise — an den menschlichen
Verkehr heftet, noch etwas hinzukommen müsse, was nicht
im Menschen selber liegt, der den Keim verbreitet, sondern
was von der geographischen Oertlichkeit stammt, und was
auch nicht jeder Zeit und jeden Orts sich findet, was aber
dem durch den Verkehr verbreiteten specifischen Cholerakeime gleichsam zur örtlichen Nahrung dient.

Die Verbreitung der Cholera hängt daher nicht vom
persönlichen Verkehr allein ab, sondern Verkehr, Ort und
Zeit müssen zusammenwirken. Man hat den Einfluß der
beiden letzteren Faktoren örtliche und zeitliche Disposition genannt.

In jedem von Cholera epidemisch ergriffenen Orte
und Hause hat sich ferner stets auf das Deutlichste gezeigt,
daß die Bewohner, obschon sie dem Einflusse und der
Wirkung der specifischen Krankheitsursache gleichmäßig ausgesetzt sind, doch sehr ungleichmäßig erkranken, die einen
schwer, die andern leicht, und wieder andere gar nicht.
Das hat man individuelle Disposition genannt.

Die Erkrankungen an Cholera und ihre Häufigkeit
ist also wesentlich durch das gleichzeitige Zusammenwirken
von mehreren, und hauptsächlich von drei Faktoren bedingt,
vom Verkehr, von der örtlichen und zeitlichen Disposition
und von der individuellen Disposition. Fehlt einer dieser
drei Faktoren, gleichviel welcher, so kommt die Cholera
nicht zum Ausbruch. Um uns daher vor Cholera zu
schützen, können wir in jeder dieser drei Richtungen vor-
gehen. Der Erfolg unserer Bemühungen wird theils von

dem Grade unseres Wissens, theils von der Macht abhängen, welche wir über die einzelnen Faktoren ausüben
können: aber jede Rechnung zur Verhütung der Cholera
muß sich unweigerlich auf einen dieser drei Faktoren gründen.

Machen wir uns daher klar, was in jeder der drei
Richtungen feststeht und was geschehen kann.

Verkehr. In der ersten Richtung vorzugehen ist am schwierigsten.
Der freie Verkehr ist ein so großes Gut, daß wir es nicht
entbehren könnten, selbst um den Preis nicht, daß wir von
Cholera und noch vielen anderen Krankheiten verschont
blieben. Eine Sperre des Verkehrs bis zu dem Grade,
daß die Cholera durch denselben nicht mehr verbreitet
werden könnte, wäre ein viel größeres Unglück, als die
Cholera selbst, und die Völker würden die blutigsten Kriege
führen, um solche Schranken wieder zu brechen, wenn sie
ihnen auferlegt würden. Das Leben ist dem Menschen
der Güter höchstes noch lange nicht, es gibt noch höhere
ideale Güter, für deren Besitz er es zu opfern bereit sein
muß. Man hat daher bis jetzt fast auch nie eine völlige
Sperre des Verkehrs als allgemeine Maßregel gegen die
Cholera ausgeführt, sondern nur eine Ueberwachung und
Regelung desselben versucht, indem man Militärcordone
zu Land und Quarantänen zur See errichtete.

Der Erfolg beider Maßregeln ist aber stets ein so
geringer, um nicht zu sagen gar keiner gewesen, daß man
namentlich von ersterer ganz Umgang nehmen kann. Nur
die Quarantänen für Schiffe werden noch mehrfach aufrecht erhalten, aber gerade diese Maßregel kommt für
München gar nicht in Betracht.

Wenn auch die Unterbrechung des Verkehrs eine Un-
möglichkeit ist, so darf die möglichste Reinigung und Säu-
berung des Verkehrs von dem ihm anhaftenden Cholerakeime immerhin als eine praktische Aufgabe angesehen

werden. Um sie mit Erfolg zu lösen, müßte man aber viel genauer und bestimmter, als es gegenwärtig noch der Fall ist, wissen, an welche Gegenstände sich der Cholerakeim heftet, wodurch er von einem Orte zum andern verbreitet wird. Bisher hat man aus der einseitig aufgefaßten Thatsache, daß die Cholera durch den menschlichen Verkehr einschleppbar ist, den Schluß gezogen, daß sie eine ansteckende Krankheit sei, die vom Kranken auf Gesunde übergehe, und durch ihren Ablauf im Körper des Angesteckten auch wieder neuen Infektionsstoff oder Ansteckungsstoff für andere erzeuge; aber die augenscheinliche und wesentliche Abhängigkeit der Choleraverbreitung nicht blos vom Verkehr allein, sondern auch von Ort und Zeit läßt die Eigenschaft der Contagiosität bei der Cholera ganz zweifelhaft erscheinen. Durch Erfahrung steht fest, daß Aerzte und Wärter in Choleraspitälern durch die Pflege der Kranken durchschnittlich nicht mehr zu leiden haben, als Personen, welche gar nicht mit den Kranken verkehren. Man hat in großen Spitälern, welche während Choleraepidemien eine große Anzahl von Cholerakranken aufnahmen, schon oft beobachtet, daß von diesen weder Aerzte, noch Wärter, noch Patienten, welche wegen anderer Krankheiten in Behandlung waren, angesteckt wurden. In Calkutta, wo die Cholera beständig, wie in unsern Städten etwa der Typhus, zeitweise mehr oder weniger herrscht, ist das dortige allgemeine Krankenhaus seit dreizehn Jahren noch nie zu einem Infektionsherde für Wärter oder andere Patienten geworden, obschon in dieser Zeit viele hundert Cholerakranke dort Aufnahme und Verpflegung fanden, und öfter sogar mit andern Kranken in einem Saale zusammen behandelt wurden. Wenn in einem Spitale während einer Choleraepidemie Wärter und andere Patienten zahlreich an Cholera erkranken, so kann das nicht als ein Beweis für die Ansteckung durch die

Cholerakranken angesehen werden, sondern ist nur ein
Zeichen, daß das Spital auf gleiche Art, wie ein anderes
Haus, zum Infektionsherde geworden ist.

Die Thatsache, daß die Cholera mehr von inficirenden Oertlichkeiten, als von infizirten Menschen, von
Cholerakranken ausstrahlt, ist von der größten praktischen
Bedeutung. Sie ist der mächtigste Hebel für eine furcht-
lose Pflege der Kranken. Niemand hat Grund, sich zu
scheuen vor einem Cholerakranken, mit dem er unter einem
Dache wohnt, oder sonst zusammen lebt, man kann ihm
ungefährdet jede Hilfe leisten. Ist bereits das Haus ein
Infektionsherd geworden, so schützt es die Gesunden nicht
im mindesten mehr, wenn sie die Kranken auch noch so
ängstlich meiden, und ist das Haus kein Infektionsherd,
sondern ist der Kranke von anderswo inficirt, so kann der
Kranke auch als kein Infektionsherd in diesem Hause angesehen werden.

In den seltenen, man darf sagen Ausnahmsfällen,
in welchen die Cholera als contagiöse Krankheit aufzu-
treten scheint, z. B. wenn Jemand aus einem Choleraorte
nach einem cholerafreien Orte geht, dort erkrankt und nach
ihm auch noch einige Personen der nächsten Umgebung
des Kranken, welche ihn gepflegt, dessen Wäsche besorgt
haben u. s. w., läßt sich alles Thatsächliche auch durch die
Annahme erklären, daß der Kranke auf irgend eine, noch
näher festzustellende Art so viel von dem schon im Choleraorte erzeugten Infektionsstoffe mitgebracht hat, daß die
Menge eben noch zu einigen Infektionen auch am andern
Orte ausreicht. Solche als contagiös aufgefaßte Fälle sind
bisher am deutlichsten und häufigsten gerade in Orten zu
beobachten gewesen, welche keine Empfänglichkeit für Cholera zeigen (z. B. Stuttgart, Würzburg ꝛc.), aber nichts

spricht mehr gegen die gewöhnliche Annahme der Conta=
giosität, als gerade diese Fälle, weil sich von ihnen aus
noch weitere Erkrankungen doch nicht fortgesetzt und doch
keine Epidemien entwickelt haben.

Als Thatsache darf angenommen werden, daß durch
Wäsche, und namentlich durch beschmutzte feuchte Wäsche,
welche längere Zeit in einem Choleraorte, in einer Cho=
leralokalität, einem Cholerahause oder sonstigem Infektions=
herde sich befunden hat, eine hinreichende Menge Infektions=
stoff nach einem zweiten bisher cholerafreien Orte gebracht
werden kann, so daß Personen, welche dort zunächst mit
diesen Gegenständen in unmittelbare Berührung kommen,
cholerakrank werden können, aber nicht, weil die Wäsche
von einem Cholerakranken, sondern weil sie von einem
Choleraorte stammt. Finden sich dann an diesem zwei=
ten Orte auch die Bedingungen der örtlichen und zeit=
lichen Disposition, so dient dieser importirte Infektions=
stoff nicht blos zur Infektion einer meist sehr geringen
Anzahl derer, welche mit ihm zunächst in Berührung kom=
men, sondern zugleich auch als Same für eine Ortsepidemie,
wodurch dann auch dieser Ort zu einem Choleraorte wird,
während, wenn sich die Bedingungen zur örtlichen und
zeitlichen Disposition nicht finden, die Fälle vereinzelt oder
sporadisch bleiben.

Man vermeide es daher mit aller Sorgfalt, solche
Gegenstände (Provenienzen) aus Cholerahäusern im un=
gereinigten und nicht desinficirten Zustande zu versenden,
und sei man auch vorsichtig, wenn man solche Gegenstände
von dorther in Empfang zu nehmen hat. Man öffne
z. B. solche Stücke nicht im Hause, sondern im Freien
und behandle sie, wie bei der Desinfektion näher ange=
geben werden wird.

*Schmutzige
Wäsche als
Träger des
Infektions=
stoffes.*

Andere
Träger des
Infektions-
stoffes.

Es sind jetzt auch mehrere Fälle bekannt, die fast mit Gewißheit annehmen lassen, daß namentlich feuchte, sehr wasserhaltige und schleimige Nahrungsmittel aus Cholera-häusern oder sonstigen Infektionsherden so viel von dem örtlich erzeugten Infektionsstoffe, wie es scheint, verdichtet oder condensirt an sich haben, daß ihr Genuß, ohne vorher-gehende weitere Reinigung oder erneutes Durchkochen, in einem andern Hause, oder an einem andern Orte, die Krank-heit hervorrufen kann. Derartige Beobachtungen wurden namentlich in England und in der Schweiz an gesottenen Rindsfüßen und in Indien an Reiskuchen gemacht. Was in solchen Fällen zu thun sei, wird beim Kapitel Nahrung angegeben werden, welches später im Abschnitte Indivi-duelle Disposition besprochen werden wird.

Die Ex-
cremente als
Träger des
Infektions-
stoffes.

Unter Einfluß des Verkehrs hat man bisher sehr all-gemein, ja vor einiger Zeit noch fast ausschließlich die Ausleerungen der Cholerakranken, und namentlich deren Darmentleerungen verstanden. Nachdem einmal thatsäch-lich feststand, daß die Cholera durch den Verkehr verbreitet wird, so mußte man diesen Einfluß in irgend etwas lie-gend oder lokalisirt denken. Man glaubte am folgerich-tigsten zu verfahren, wenn man sich vorstellte, namentlich in den Darmentleerungen, welche unter den Erscheinungen der Krankheit eine so hervorragende Stelle einnehmen, sei auch der Infektionsstoff enthalten. Man war übrigens schon von Anfang an durch die Thatsachen immer zu der Ein-schränkung gezwungen, daß man den frischen Ausleerungen Cholerakranker keine Infektionskraft zuschreiben könne, sondern erst den in Zersetzung übergegangenen, und die neuesten namentlich in Indien, der Heimat der Cholera, gemachten Untersuchungen haben den Glauben an die Rich-tigkeit der vorzugsweisen Lokalisirung des Infektionsstoffes in den Excrementen nicht gestärkt, sondern vielmehr erheblich abgeschwächt. Die Wissenschaft verfolgt im Augenblick mit gesteigerter Aufmerksamkeit die Verbreitungsweise der Cholera und ist bestrebt, weniger von theoretischen Gesichtspunkten aus, als auf Grund thatsächlicher Nachweise die verschiedene Lokalisirung des Infektionsstoffes festzustellen. Dieser Zustand unseres Wissens verleiht aber kein Recht, die Darmentleerungen bezüglich einer Choleraepidemie von nun an ganz außer Acht zu lassen, im Gegentheil, wir haben viele Gründe der Erfahrung dafür, von einer sorglosen Behandlung der Excremente nachtheilige Einflüsse auf die örtliche und individuelle Disposition für Cholera abzuleiten, worüber das Geeignete weiter unten besprochen werden wird.

Aber auch hier schon mag hervorgehoben werden, daß man von nun an nicht mehr die Vorstellung aufrecht erhalten darf, es sei von der desinficirenden Behandlung der Excremente allein, soweit dieselben von cholerakranken Menschen stammen, die aus cholerakranken Gegenden kommen, etwas zu erwarten, sondern man muß denken, daß von nun an viel mehr, als es bisher geschehen ist, auf die choleraerzeugenden Oertlichkeiten und Alles, was mit ihnen zusammenhängt und von ihnen stammt, zu sehen sei. Mit andern Worten, wir müssen unsern Gesichtskreis erweitern, wenn wir vorwärts kommen wollen. Nach dem gegenwärtigen Stande der Thatsachen ist es gar nicht unmöglich, sondern sogar nicht unwahrscheinlich, daß die Excremente von Cholerakranken an und für sich an der Verbreitung der Cholera vielleicht ganz unschuldig sind, und daß z. B. ein Haus zum Cholerahause wird, nicht weil es einen Abtritt hat, in welchen Excremente eines Cholerakranken von außen gelangt sind, sondern auf eine ganz andere, bisher ganz unbeachtete, übersehene Art und Weise. Dieser Stand der Dinge und unseres Wissens nöthiget

uns, künftig, um mit Erfolg zu desinficiren, uns nicht auf
die Abtritte einer Choleralokalität zu beschränken, sondern
auch Theile des Hauses und Gegenstände darin in den
Kreis der Beobachtung zu ziehen, welche man bisher, verleitet durch einen blinden contagionistischen Glauben, noch
gar nicht beachtet hat.

Oertliche und
zeitliche
Differenzen. Seit man die Cholera in ihrer Verbreitung über
größere Länderstrecken verfolgt hat, ist neben dem Einflusse
des Verkehrs, der sogenannten Verschleppung, ein anderer
Einfluß, der Einfluß von Ort und Zeit auf die epidemische
Ausbreitung der Krankheit in den einzelnen Orten mit gleicher
Deutlichkeit, ja oft noch mit größerer hervorgetreten, so
daß schon Mancher verleitet wurde, den Einfluß, oder doch
die Nothwendigkeit des Verkehrs von Ort zu Ort ganz
zu übersehen oder zu leugnen. Ja, bald nach dem ersten Einfall der Cholera in Europa, wo sie von 1831 bis 1837
verweilte, hat es eine Zeit gegeben, wo die große Mehrzahl der Aerzte die Verschleppbarkeit der Cholera von einem
Orte zum andern, welche man damals noch geradeso wie
jetzt mit Contagiosität verwechselte, in Abrede stellte, weil
man meinte, wenn man die Verschleppbarkeit zugäbe, hätte
man auch die Contagiosität zugestanden. Nachdem zuerst
die auf den Handelswegen von Asien durch Rußland heran-
ziehende Cholera wegen ihrer offenbaren Verschleppbarkeit
lediglich als eine contagiose Krankheit angesehen und behandelt worden war, erfolgte ein großer Umschlag in der
öffentlichen Meinung nach der entgegengesetzten Seite hin.
Diese Reaktion erfolgte mit Nothwendigkeit, nachdem
sich alle auf die contagionistische Ansicht gegründeten, höchst
kostspieligen Maßregeln, wie Militärcordone und Quarantänen, nutzlos erwiesen hatten. Erst nach dem Wieder-
erscheinen der Cholera mit dem Jahre 1848 in Europa
wagte man allmälig wieder an den Einfluß des Verkehrs

zu glauben, verfiel aber leider sofort auch wieder in's frühere Extrem der contagionistischen Anschauungen und übersah noch einmal eine Zeit lang den wesentlichen Einfluß von Ort und Zeit. Erst jetzt hat die Wissenschaft einen Weg eingeschlagen, der nicht schon von vorneherein von fertigen, doktrinären Vorstellungen ausgeht, und jenen Theil der Thatsachen, welcher dazu nicht paßt, ganz übersieht, sondern der von den Thatsachen ausgeht, jeder ihr Recht läßt und unermüdlich, schrittweise nach dem Ziele führt.

Daß die Ausbreitung der Cholera nicht blos vom Verkehr, sondern auch von örtlichen Ursachen abhängt, zeigt sich in jedem Lande, so oft es von Choleraepidemien heimgesucht wird. Wenn man auf einer größeren Karte, auf welcher alle Orte ersichtlich, und die von Choleratodesfällen berührten und namentlich die von Cholera-Epidemien heimgesuchten eigens bezeichnet sind, nachschaut, so findet man stets und überall, daß die epidemisch ergriffenen Orte sich nicht um die Hauptverkehrsstraßen gruppiren, sondern nach geographischen Oertlichkeiten, z. B. daß an Eisenbahnlinien die Choleraepidemien sich sehr ungleich vertheilt zeigen, so daß man auf das deutlichste sieht, daß es der Verkehr allein nicht ausmachen kann. In jedem Lande gruppiren sich z. B. die Cholera-Ortsepidemien viel mehr nach Fluß- und Entwässerungs-Gebieten, als nach den Haupt-Verkehrsstraßen. Die Thüringischen Länder, Sachsen und Baiern sind auf diese Gesichtspunkte besonders genau untersucht worden, und namentlich sind dem Hauptberichte über die Cholera von 1854 in Baiern Karten beigegeben, in welchen dieser Einfluß der geographischen Oertlichkeit auf das unzweifelhafteste hervortritt.

Es gibt Orte und Ortstheile, welche in hohem Grade und wiederholt, oft im Zwischenraume von wenigen Jahren, der Cholera zugänglich sind, während es auch Orte und

Ortstheile gibt, welche dem Eindringen der Cholera theils
stets widerstanden haben, sogenannte choleraimmune Orte,
theils nur in großen zeitlichen Zwischenräumen sich dafür
empfänglich zeigen.

Es ist hier nicht der Ort, die Ursachen der örtlichen
und zeitlichen Disposition eingehend zu besprechen, die
medicinische Wissenschaft befindet sich darüber selbst noch
in lebhaftester und oft noch sehr widersprechender Dis-
cussion, aber nach den in Europa und in Indien, der
Heimat der Cholera, angestellten Beobachtungen und Untersuchungen darf man nicht mehr im geringsten zweifeln,
daß dieser Faktor und zwar als ein ganz wesentlicher besteht und seine Hauptgründe in der geographischen Dert-
lichkeit und in atmosphärischen und klimatischen Einflüssen
auf den Boden hat.

München gehört leider nicht zu den choleraimmunen
Orten, ja die Stadt ist, wie wir 1854 erfahren haben, zeitweise sogar heftiger Epidemien fähig, aber sie ist doch viel
weniger für Cholera disponirt, als viele andere größere und
kleinere deutsche Städte, welche in derselben Zeit, in welcher
München 2 Epidemien gehabt hat, schon 10 und 12 gehabt haben. München hatte im Jahre 1836 eine gelinde
Spätherbst-Epidemie und im Jahre 1854 eine heftige
Sommer-Epidemie. Zwischen den beiden Epidemien liegt ein
Zeitraum von 18 Jahren und auch seit der letzten Epidemie
ist eine gleiche Anzahl von Jahren bereits wieder verflossen.

Zeitliches Moment. Was die Jahreszeit anlangt, so sind Sommer und
Herbst die Hauptzeiten für die Cholera, gleich wie es z. B.
für den Abdominaltyphus in München der Winter ist.
Es kommt vor, daß die Epidemien in einzelnen Orten
manchmal auch früher beginnen, oder später enden, aber
nicht leicht zeigt der durchschnittliche Verlauf einer epidemischen, verschleppbaren Krankheit eine so gesetzmäßige

Abhängigkeit von der Jahreszeit, als die Cholera in unseren Breitegraden und in unserem Klima.

Das geht aus nichts deutlicher hervor, als aus einer Zusammenstellung über sämmtliche Erkrankungen und Todesfälle an Cholera, welche in halbmonatlichen Zeitabschnitten im ganzen Königreiche Preußen und in allen Epidemien, welche das Land von 1848 bis 1860 gehabt hat, vorgekommen sind.

Es sind in der ganzen preußischen Monarchie in dieser Zeit:

von 1848 bis 1860 an Cholera	erkrankt	gestorben
vom 1. bis 15. April	71	50 Personen
„ 16. „ 30. „	110	62 „
„ 1. „ 15. Mai	192	112 „
„ 16. „ 31. „	650	334 „
„ 1. „ 15. Juni	3,819	1,961 „
„ 16. „ 30. „	4,894	2,431 „
„ 1. „ 15. Juli	6,106	3,050 „
„ 16. „ 31. „	10,866	5,430 „
„ 1. „ 15. August	21,870	11,674 „
„ 16. „ 31. „	41,758	21,966 „
„ 1. „ 15. September	57,395	31,048 „
„ 16. „ 30. „	45,415	25,513 „
„ 1. „ 15. Oktober	35,874	19,462 „
„ 16. „ 31. „	29,903	15,809 „
„ 1. „ 15. November	21,215	11,363 „
„ 16. „ 30. „	11,621	6,267 „
„ 1. „ 15. Dezember	8,100	4,246 „
„ 16. „ 31. „	5,665	3,008 „
„ 1. „ 15. Januar	2,857	1,424 „
„ 16. „ 31. „	1,719	893 „
„ 1. „ 15. Februar	909	510 „
„ 16. „ 28. „	687	332 „
„ 1. „ 15. März	266	159 „
„ 16. „ 31. „	74	55 „

In diesen Zahlen drückt sich ein unverkennbarer Einfluß der Jahreszeit aus, der sich nicht aus dem Einflusse des Verkehrs erklären läßt. Was vor Juni und nach der ersten Hälfte des Januar vorkommt, kann theils als Vortrab, theils als Nachtrab einzelner Epidemien angesehen werden.

Der zeitliche Einfluß, welcher sich so deutlich kund gibt, hängt aller Wahrscheinlichkeit nach mit klimatischen und Witterungs-Verhältnissen zusammen, welche auf verschiedene geographische Oertlichkeiten, auf verschiedenen Boden u. s. w. verschieden wirken. Es wäre ein Irrthum, die atmosphärischen Einflüsse nur während des Verlaufes einer Epidemie in Betracht ziehen zu wollen, sondern man muß sie in ununterbrochener Reihe verfolgen, und namentlich auch beachten, was Alles dem Ausbruch der Epidemie selbst in längerer Zeit vorausgegangen ist. Wenn man von jeder Theorie abgesehen nur die Erfahrung befragt, welche Witterung für die beiden bisherigen Choleraepidemien von München charakteristisch genannt werden kann, so sind beide in sehr trockene Zeiten gefallen, namentlich waren die Sommer beider Jahre sehr trocken. Da das Jahr 1872 in München wenigstens einen nassen Sommer hatte, so konnte man das im Zusammenhalt mit andern Gründen diesmal als ein günstiges Anzeichen betrachten, daß unsere Stadt, wenn auch nicht mit absoluter Gewißheit, so doch mit größter Wahrscheinlichkeit zunächst von einer Choleraepidemie verschont bleiben werde, selbst für den Fall, daß im Laufe des Herbstes und Winters 1872/73 einzelne Cholerafälle von auswärts eingeschleppt würden.

Grundwasser. Gleichwie in München der Abdominaltyphus eine gewisse zeitliche Abhängigkeit von den Bewegungen der Bodenfeuchtigkeit, von den sogenannten Grundwasserschwankungen zeigt, so ist eine solche auch für die Cholera wahrscheinlich, doch kann diese wegen des glücklicherweise seltenen Vorkommens von Choleraepidemien in München für diesen Ort noch nicht so regelmäßig und bestimmt nachgewiesen werden, wie es beim Typhus der Fall ist, dessen monatliche Zahlen bereits seit 1856, seit welcher Zeit in München regelmäßige Grundwasserbeobachtungen stattfinden, also schon mehr als 16 Jahre hindurch zum fortlaufenden Vergleiche vorliegen.

Ueber das Grundwasser und seinen Einfluß bei Krankheiten bestehen nicht selten ganz unrichtige Vorstellungen. Viele Menschen fassen das Grundwasser als eine Schädlichkeit für sich auf und glauben, es wäre geholfen, wenn sie es entweder weiter von sich entfernen und einige Fuße tiefer legen könnten, oder wenn sie keines trinken u. s. w. Die Schwankungen des Grundwasserspiegels im porösen Erdreich von München haben nur eine Bedeutung, insoferne sie den Wechsel in der Durchfeuchtung der darüberliegenden Bodenschichte anzeigen, und dieser Wechsel in der Durchfeuchtung hat wieder nur insoferne eine Bedeutung, als dadurch der Ablauf gewisser organischer Prozesse im Boden erleichtert oder erschwert wird, und dabei kann das Grundwasser an sich etwas ganz Unschädliches und Unschuldiges sein. Es ist nur das einstweilen noch genaueste Maß für den Wechsel der Bodenfeuchtigkeit, welches uns zu Gebote steht.

Was den Boden von München betrifft, so zeigt die oberste Schichte desselben eine große Durchlässigkeit für Wasser und Luft. München steht größtentheils auf Alpenkalkgeröll, welches mit einer wechselnden Mächtigkeit von 20—40 Fuß auf einer darunter liegenden Mergelschichte ruht, deren Tiefe noch nicht ermittelt, welche aber nach den bis jetzt vorgenommenen Bohrungen jedenfalls viele hundert Fuß mächtig ist. Diese Mergelschichte, in München gewöhnlich Flinz genannt, tritt im Stadtbezirke nur an dem steilen rechten

Der Boden von München.

2

Isarufer stellenweise zu Tage. Sie ist der abgesetzte Schlamm eines antibiluvianischen (vorsündfluthlichen) Binnenmeeres, welches zur Tertiärzeit die jetzige bayerische Hochebene bedeckte: sie ist für Wasser undurchlässig und bildet die wasserdichte Unterlage für die ganze Gegend. Sie ist sowohl der Untergrund des Isarbettes, als sich auf ihr auch das Grundwasser sammelt und von beiden Uferseiten der Isar zu bewegt. Das Flußbett ist der tiefste Punkt der wasserdichten Unterlage der Gegend und die Grundwasser drängen deshalb von beiden Seiten nach der Isar.

Die Zwischenräume oder Poren, welche der durchlässige Kies über dieser undurchlässigen Schichte hat, werden größtentheils von Wasser und von Luft ausgefüllt, und sie machen mehr als ein Drittel des Raumes aus, welchen auch der festeste Kies einnimmt. Man kann sagen, der Münchener Baugrund, der Boden, auf dem unsere oft sehr hohen und massiven Häuser stehen, besteht mindestens zum dritten Theile aus Luft. Das überrascht gewöhnlich diejenigen, welche das zum ersten Male hören, aber es kann sich Jedermann leicht davon überzeugen, der irgend ein Hohlmaaß mit Kies voll füllt und rüttelt, bis sich das Volum nicht mehr ändert, und dann mißt, wie viel er in das mit Kies gefüllte Hohlmaaß noch Wasser hineingießen kann. Man wird auf 100 Raumtheile trockenen Kies immer noch mehr als 30 Raumtheile Wasser gießen können, ehe es überläuft.

Diese große Porosität, an der wir nichts ändern können, hat nun Vortheile und Nachtheile, und wir müssen suchen, die ersteren auszunützen und die letzteren zu vermeiden.

Vortheile des Münchener Bodens. Ein Hauptnutzen des Münchener Baugrundes ist, daß wir andern Städten gegenüber so selten nasse Mauern und feuchte Wohnungen haben. Die Häuser, selbst in unmittel-

barer Nähe der Isar oder der Stadtbäche, sind im Ganzen
genommen nicht feuchter, als die Häuser ganz entfernt
davon. Und das ist ein sehr großer hygienischer Vortheil,
d. h. Vortheil für die Gesundheit. Das Wasser, was
von der Oberfläche aus ein- und andringt, stagnirt eigentlich nirgends, denn die wasserdichte Schichte, die Mergelschichte, oder Flinsschichte, auf der es sich sammelt, hat
auch eine starke Neigung, ein starkes Gefäll gegen den Fluß
zu, so daß z. B. der Wasserspiegel des vielbenutzten Brun-
nens im Stadtgerichtshofe durchschnittlich noch 20 Fuß
höher liegt, als der Spiegel der Isar bei der Zweibrücken-
straße. Also nicht blos die Isar, sondern auch das Grundwasser hat in München ein ziemlich starkes Gefäll, und
das ist auch der Grund, daß wir, trotz all' unsrer Sorg-
losigkeit, nur selten so schlechtes Brunnenwasser antreffen,
wie es in andern großen Städten, deren wasserdichte Unterlage ein geringeres Gefäll hat, deren Boden weniger durchlässig ist, und die nicht vom Flusse so rasch drainirt werden,
die Regel ist. Wäre das Geröll nicht so durchlässig, so
würde sich das Grundwasser viel länger aufhalten und
aufstauen.

Die große Durchlässigkeit, der große Luftgehalt, die
großen Poren des Münchener Bodens haben übrigens
auch ihre großen Nachtheile, denn in seinen Zwischenräumen hat nicht blos reines Wasser und reine Luft Platz,
sondern auch das unreinste und schmutzigste. Es wäre un-
richtig, den Münchener Boden nur wie einen offenen Kanal
anzusehen, in dem Alles fortgeschwemmt wird, er ist leider
auch als ein Filter zu betrachten, welches in seinen Maschen
zurückhält, was man gerne recht weit von sich entfernt
hätte. Neuere Untersuchungen auf dem Gebiete der Hygiene haben dargethan, in welch' ununterbrochenem und
lebhaftem Verkehr die Luft in den Häusern mit der Luft

2*

des darunter- und danebenliegenden Bodens ist. Wenn
daher organische, in Zersetzung übergehende Stoffe in den
Boden der Stadt gelangen, so verhalten sie sich nicht
anders, als wie Leichen, die man in den Boden legt, um
sie darin verwesen zu lassen. Man heißt das Imprägnirung des Bodens. Die Miststätten, die Abtrittgruben ꝛc. bei den Häusern verunreinigen den Boden
daneben und darunter viel mehr, als die Leichen einen
Leichenacker, die in ihren Gräbern sechs und mehr Jahre
Zeit und einen verhältnißmäßig größeren Flächenraum zu
ihrer Verwesung haben, als die organischen Abfälle des
menschlichen Haushaltes in dicht bewohnten Stadttheilen.
Das Pumpbrunnen-Wasser z. B. im israelitischen Fried-
hofe bei Thalkirchen hat sich daher bei einer vorgenommenen Untersuchung viel reiner, als das Wasser des Brun-
nens im Stadtgerichtshofe erwiesen, und das kleine Brunn-
haus unmittelbar neben dem großen südlichen Gottesacker
hatte vor Einführung des Wassers vom Pettenkofer-Brunn-
hause von allen magistratischen Brunnhäusern das reinste
Wasser.

Bei der großen Durchlässigkeit des Untergrundes ist
es daher in München nothwendiger als an vielen anderen
Orten, daß mit aller Sorgfalt auf die möglichste Dichtigkeit aller Unrathbehälter geachtet werde, alle sogenannten
Versitzgruben möglichst beseitiget, oder höchstens nur für
ganz reines Wasser, wie Regenwasser ist, gestattet werden,
hingegen nicht für Wasser, welches mit organischen, fäul-
nißfähigen Stoffen geschwängert ist, die entweder in
wasserdichten Gruben oder Fässern bis zur Abfahrt aufzubewahren oder in gut construirten und gespülten Kanälen
fortzuschwemmen sind. Das letztere wäre jedenfalls das Beste.

Daraus erklärt sich die Thatsache, welche jetzt durch
die Erfahrung in einer großen Reihe englischer Städte

über allen Zweifel erhoben ist, daß mit der Entfernung aller Versitzgruben und der Einführung guter Kanalisirung die Mortalität eines Ortes jederzeit und manchmal sehr beträchtlich geringer wird. Seit 1858, seit in München die Anlage wasserdichter Abtrittgruben und die Herstellung von Kanälen und Sielen Grundsatz geworden und zum Prinzip erhoben worden ist, kann man auch eine gewisse Abnahme der Mortalität, namentlich an Abbominaltyphus, nachweisen. Von 1855 bis 1859 starben durchschnittlich noch 2½ pro mille d. h. 2½ von 1000 Einwohnern Münchens an Typhus, von 1859 bis 1868 nur mehr 1½ pro mille. Hienach ist die Typhussterblichkeit in München um ein volles Drittel zurückgegangen, und wenn das auch theilweise aus der besseren Behandlung der Typhuskranken, als früher, erklärt werden muß, so ist doch die Abnahme der Häufigkeit der Erkrankungen in erster Linie betheiliget. Durch Fortschritte auf der eingeschlagenen Bahn wird mit der Zeit von den zwei übergebliebenen Dritteln auch noch ein namhafter Theil wegfallen.

Es ist zwar nicht richtig, anzunehmen, daß jeder Ort, der für Typhus empfänglich ist, es auch in gleichem Maße für Cholera sein müßte, aber es ist doch eine oft gemachte Erfahrung, daß in den Orten diejenigen Theile mit besonderer Vorliebe auch von der Cholera heimgesucht werden, in welchen der Typhus zeitweise epidemisch auftritt. Je unreiner, je imprägnirter eine Bodenschichte ist, desto mehr hilft sie zu Typhus und Cholera.

München hat also gewiß alle Ursache, seinen Boden möglichst rein zu halten, und jedes Haus ist darauf zu untersuchen. Also fort mit all' diesen schmutzigen undichten Wasserfäcken, welche bisher den meisten Häusern Münchens beständig auf ihrem Rücken gesessen haben, aus denen

die Jauche unaufhörlich auf den Fuß des Hauses nieder-
rieselt. Alle Rinnen und Kanäle und Durchzüge in Höfen
und Gängen sollen auf ihre Dichtigkeit untersucht und alle
schadhaften Stellen ausgebessert werden. Auf der Oberfläche soll so wenig als möglich liegen bleiben, was den
Boden darunter mit Fäulnißstoffen imprägniren könnte.
Der Boden hat eine gewisse Fähigkeit, Fäulnißstoffe in
einer unschädlichen Weise zu verarbeiten, aber auch diese
Fähigkeit hat wie Alles auf der Welt ihre Grenzen, und
die Fälle sind zahlreich, wo die Häuser in München ihrem
Grund und Boden viel mehr zu verarbeiten geben, als
er im Stande ist. Jede Einrichtung, jede Ausgabe für
größere Reinlichkeit in Hof, Hausgang und Straße zur
rascheren Entfernung von Unrath macht sich an der Gesundheit der Einwohner bezahlt, selbst wenn man nur die
größere Reinhaltung des Bodens in Rechnung zieht,
während damit fast immer auch zugleich eine größere Reinhaltung der Luft verbunden ist, worüber später gehandelt
werden soll.

Mulden und Steilränder. Aus dem Verlaufe der Cholera von 1854 in Bayern
und in München hat die damalige Choleracommission einige
Thatsachen hervorgehoben, deren Gedächtniß jetzt wieder
aufgefrischt zu werden verdient. Die Häuser oder Oertlichkeiten, welche in Mulden, namentlich an den tiefsten
Punkten von Mulden, oder bei terrassen= oder staffelför-
migem Terrain unmittelbar am Fuße von Abhängen, an
sogenannten Steilrändern liegen, zeigten in der großen
Mehrzahl der Fälle eine viel größere Disposition für
Cholera, als Häuser und Oertlichkeiten auf einer Schneide
zwischen zwei Mulden oder ferner von Abhängen und
Steilrändern. Die Menschen, deren Häuser sich in solchen
Lagen befinden, können diese Lage zwar nicht ändern, oder
ihre Häuser verlassen, wenn eine Epidemie droht, aber,

da der Nachtheil solcher Lagen wesentlich von Mängeln der Entwässerung und von größerer Durchseuchtung und Verunreinigung des Bodens dadurch herrührt, so muß auf Häuser in solchen Lagen eben eine noch viel größere Sorgfalt in Drainirung und Reinhaltung des Bodens verwendet werden, als bei anderen in besserer Lage nothwendig ist.

In Orten, welche schon öfter von Choleraepidemien heimgesucht worden sind, gibt die Erfahrung werthvolle Anhaltspunkte für Beurtheilung der größeren oder geringeren Empfänglichkeit verschiedener Ortstheile an die Hand, woraus man Nutzen ziehen kann. Man weiß, daß gewisse Häusergruppen arg und viel mehr zu leiden haben, als andere, wenn sie ergriffen werden. Die rasche Entleerung solcher Infektionsheerde hat sich schon öfter als eine heilsame Maßregel erprobt, und ist auch in Indien die Hauptmaßregel, welche gegenwärtig dort namentlich beim Militär noch mit einigem sichtbaren Erfolge gegen die Verheerungen der Cholera angewendet wird.

Wenn man entleeren, evacuiren oder dislociren will, so muß man auch wissen, wohin, denn man kann auch wie das Sprichwort sagt, vom Regen in die Traufe kommen. Da muß man möglichst unempfängliche, sogenannte immune Stellen im Orte oder in der Nähe des Ortes aufsuchen. Um diese zu finden, läßt man sich am sichersten von den Erfahrungen leiten, welche man theils anderwärts, theils im Orte selbst gemacht hat, wenn dieser schon Choleraepidemien früher gehabt hat.

Verschiedene Stellen in München und seinen Vorstädten haben sich bei den zwei früheren Epidemien sehr ungleich empfänglich gezeigt. München ist so glücklich, ganz in seiner Nähe einen unempfänglichen Distrikt zu haben, auf dem rechten Isarufer, den Lehmboden, der von Ramers-

(Marginalie:) Für Cholera besonders empfängliche und unempfängliche Ortstheile.

dorf bis Ismaning reicht, auf dem die zahlreichen Zie-
geleien stehen, welche München mit Bausteinen versorgen.
Daß Lehmboden, welcher auf Kalfgeröüe liegt, in welchem
das Grundwasser nie so hoch steigt, daß es den Lehm
erreicht, unempfänglich oder immun ist, ist eine auch anderwärts schon oft gemachte Beobachtung, die sich in München
bei den Epidemien von 1836 und 1854 auch bestätiget hat,
wo sowohl in Haidhausen als in Berg am Laim die epidemische Ausbreitung der Cholera sich auf die auf dem
Riesboden liegenden Häuser beschränkte und die auf der
höheren Lehmschwarte gelegenen auffallend verschonte.
Wenn man z. B. die Bewohner der Grube in Haidhausen,
die das letztemal von der Cholera mehr als decimirt
wurden, rechtzeitig und an den rechten Ort bislociren
wollte, so müßte man sie gleich zu Anfang der Epidemie
in den Ziegelstädeln bei Haidhausen, vielleicht in Zelten
oder Baracken, je nach der Jahreszeit, für einige Wochen
unterbringen.   .

Da nach den Erfahrungen in allen Epidemien die
Erkrankungen in den einzelnen Häusern durchschnittlich binnen 14 Tagen ablaufen, so könnte man die entleerten Häuser
nach 14 Tagen wieder beziehen, nachdem sie von unten bis
oben, vom Keller bis zum Speicher, gründlich gereiniget
und desinficirt worden sind.

Ebenso muß man sich bei der Auswahl von Orten
für Choleraspitäler, Diarrhöestationen und auch für Cho-
leraflüchtlinge von den Erfahrungen über örtliche und zeitliche Disposition leiten lassen. Die Aerzte werden seiner
Zeit den Familien, die München verlassen wollen, angeben,
wohin sie sich am sichersten begeben.

Wer das, was hier über örtliche und zeitliche Disposition gesagt wurde, aufmerksam ansieht, dem kann nicht
entgehen, daß da Alles, was überhaupt geschehen kann,

schon vor dem Ausbruch einer Epidemie in Angriff genommen oder doch vorbereitet werden muß. Alle Maßregeln, z. B. welche auf Reinhaltung des Bodens, oder dessen bessere Entwässerung zielen, müssen ohne jeden Erfolg bleiben, wenn man erst zur Zeit des Ausbruches einer Epidemie damit anfangen wollte; denn bis ein unreiner, imprägnirter Boden wieder rein wird, bedarf es oft einer langen Zeit und Sorgfalt.

Es ist eine der sichersten Erfahrungen, daß der spe= *Individuelle Disposition* cifischen Ursache, dem Cholerainfektionsstoffe gegenüber verschiedene Menschen sich sehr ungleich verhalten, die einen schwer, die andern leicht und die meisten gar nicht erkranken. Bei der Epidemie im Spät = Herbst 1836 erkrankten in München 2 Procent der Bevölkerung an ausgebildeter Cholera, und 1854 im Sommer etwas über 5 Procent, wovon jedesmal beiläufig die Hälfte starben. Daneben zeigte sich eine viel größere Anzahl von Diarrhöen und anderem leichten Unwohlsein, welche Erscheinungen von derselben Ursache herrührend gedacht werden müssen, wie die schweren Cholerafälle. Wenn in einem großen Hause oder Anwesen, welches von Cholera ergriffen wird, 100 Personen wohnen, so sind alle 100 den Ursachen der Erkrankung ausgesetzt, wenn aber nur 5 davon erkranken, so muß auch das seine Ursachen haben, ebenso warum die andern 95 nicht erkranken. Das Streben jedes Einzelnen muß sein, wo möglich unter die Zahl der 95 und nicht unter die 5 von Hundert zu kommen. Was außer dem specifischen Cholerakeime, den der Verkehr verbreitet, und außer der örtlichen und zeitlichen Disposition, welche die Oertlichkeit liefert, noch dazu gehört, daß bei einzelnen Individuen die Cholera ausbricht, nennt man individuelle Disposition. So wenig man die individuelle Disposition vorläufig noch streng wissenschaftlich

definiren und erklären kann, so sicher weiß man doch schon
bereits einiges, was zu ihrem Zustandekommen häufig
beiträgt.

Die Durchschwitzung großer Mengen Wassers aus
allen Organen durch die Schleimhaut des Magens und
der Gedärme ist eine Haupterscheinung, ein Hauptsymptom
der Cholera. Man wird daher als ersten vorbeugenden oder
prophylaktischen Grundsatz an die Spitze stellen können, daß
jeder Alles vermeiden soll, wovon er aus Erfahrung weiß,
daß es ihm Erbrechen oder Abweichen verursacht. Es ist
Erfahrung, daß jedem Choleraanfalle fast immer gelin-
deres oder heftigeres Abweichen, sogenannte Cholerabiar-
rhöe, längere oder kürzere Zeit vorausgeht, bis sie plötzlich in schwere Cholera umschlägt. Von solchen Cholera-
biarrhöen kommt zur Zeit einer Epidemie allerdings eine
sehr große Anzahl vor, welche nicht in Cholera übergeht
und ohne irgend üble Folgen zu haben wieder aufhört,
selbst ohne jede medikamentose Behandlung, aber es ist
durch Erfahrung festgestellt, daß solche Diarrhöen bei Personen, welche sofort darauf achten, sich zu Bette legen und
ärztliche Hilfe suchen, fast nie in Cholera übergehen,
während die meisten Cholerafälle auf vernachlässigte Diarrhöen folgen. Das ist ein Erfahrungssatz, welcher unabhängig von jeder Theorie ist.

Beim Ausbruch einer Choleraepidemie können daher
die Sanitätsbehörden und Organe der öffentlichen Gesundheitspflege kaum etwas Wirksameres unternehmen, als
die Diarrhöen sorgfältig zu constatiren und der ärztlichen
Behandlung zuzuführen. Es war ein Verdienst der bayerischen Regierung, welches sich dieselbe schon im Jahre 1836
zuerst erworben hat, und was seitdem anderwärts vielfach
nachgeahmt worden ist, daß bald nach dem Ausbruch der
Cholera die ganze Stadt in Bezirke getheilt und in diesen

[Marginalie:] Beachtung der Diarrhöen.

ärztliche Besuchsanstalten organisirt wurden, deren erste
Aufgabe „die rechtzeitige Entdeckung der Krank-
heitsvorboten durch den täglichen Besuch der
Aerzte in den Wohnungen der Gesunden ihres
Distriktes, sowie augenblickliche Hilfeleistung"
war. Sollte München das Unglück haben, nochmal von
einer Choleraepidemie heimgesucht zu werden, so ist von
dem aufgeklärten Sinn der Bevölkerung zu erwarten, daß
sie dann ihrerseits derartigen Maßnahmen auch mit der
nothwendigen Liebe und dem nothwendigen Vertrauen
entgegenkommen wird.

Man hat in mehreren Orten, welche in neuerer Zeit
von Choleraepidemien heimgesucht wurden, geradezu für
diese Anfänge der Cholera eigene Lokale, sogenannte Diarrhöestationen errichtet, welche sich als erfolgreiche Zufluchts-
stätten bewährten, vorausgesetzt, daß die Auswahl des
Platzes dafür eine glückliche gewesen war.

Da die Diarrhöen bei Choleraepidemien eine so wichtige Rolle spielen, so darf man sich wiederholt die Frage
stellen, welches die häufigsten Veranlassungen ihres Ent-
stehens sind? Zu den häufigsten und allgemeinsten gehören gewiß Erkältungen und Diätfehler. Bei ersteren
handelt es sich wesentlich um Störungen der Wärmeabgabe,
der Wärmeökonomie des Körpers, welche größtentheils die
Hautfläche zu besorgen und fast allein zu reguliren hat,
bei letzteren um Störungen, welche von der Verdauung
und Aufsaugung der Nahrungsstoffe auf der Schleimhaut
des Magens und der Gedärme herrühren. In diesen
beiden Richtungen kann man durch die Wahl der Kleidung
und der Nahrung wirken.

Die Kleidung, welche die meisten Menschen haupt-   Kleidung
sächlich nur vom Standpunkte des sittlichen Anstandes und   und
der Schönheit oder Zierde betrachten, verfolgt so große   Hautpflege.

und wichtige physiologische und hygienische Zwecke, daß
sie in dieser Beziehung zu den größten und unentbehr-
lichsten Erfindungen des Menschengeschlechts gezählt werden
muß. Die Kleidung schafft uns auf der ganzen bedeckten
Körperoberfläche eine Atmosphäre von großer Milde und
Gleichmäßigkeit, durchschnittlich 30° C. oder 25° R. Die
stets gleiche Wärme des Bluts und der innern Organe
unseres Körpers (37½° C. oder 30° R.) ist ein hygie-
nisches Gesetz, das man ohne zu erkranken nicht verletzen
kann, gleichviel, ob man nach oben oder nach unten davon
abweicht.

Bei dem großen Wechsel der Temperatur der Luft
und seiner sonstigen nächsten Umgebung vermöchte der
Mensch auch im bekleideten Zustande nur sehr unvollkom-
men diesem Gesetze zu genügen, wenn er nicht von Natur
aus auch einen sehr feinen und empfindlichen Regulirapparat in den Gefäßnerven, in den vasomotorischen
Nerven seiner Haut besäße, welcher beständig arbeitet, ohne
daß wir dessen bewußt werden, indem er bei vermehrter
Kälte der Umgebung, beim Frost gleichsam die Schleußen
für den Abfluß der Wärme durch die Hautoberfläche mehr
und mehr schließt, und bei vermehrter Wärme der Umgebung, bei der Hitze, sie ebenso öffnet. Es ist buchstäb-
lich wahr, daß das Kaltwerden der Haut den Körper eine
Zeit lang vor zu großem Wärmeverlust im Innern schützt,
gleichsam warm hält, und ebenso umgekehrt, daß das
Warmwerden und Schwitzen der Haut den inneren Körper
kühlt, daß die Haut als Theil für das Ganze eintritt.
Dieser Regulirapparat muß aber in Ordnung sein und richtig arbeiten, und es darf ihm auch nicht zu viel zugemuthet
werden.

Zu jeder Arbeit ist Uebung nothwendig. Wer also
immer unter ein und denselben Umständen der Wärme-

erzeugung und des Wärmeverlustes leben würde, dessen
vasomotorischer Apparat oder Regulator in der Haut
würde schwach werden. Ein gewisser täglicher Wechsel
der Umstände gehört deshalb sogar zur Gesundheit, nur
darf der Wechsel nicht größer sein und nicht schneller vor
sich gehen, als es der Breitegrad der Regulirfähigkeit gestattet
und der entsprechende Ausgleich wieder hergestellt werden
kann. Die Uebung dieses Regulators heißt man Abhärtung,
den Mangel an Uebung Verweichlichung, und nach beiden
Richtungen hin kann man fehlen. Wer den ganzen Tag
bei ruhiger Arbeit im Zimmer zubringt, dem ist Bewegung in freier Luft, wenn auch nur für kurze Zeit, von
großem Vortheil, er fühlt eine wohlthätige Erwärmung
durch alle Glieder. Wer im Zimmer mehr körperlich an-
gestrengt arbeitet, erzeugt dadurch auch mehr Wärme, und
kleidet sich bei der Arbeit entsprechend leichter, hat aber
auch das Bedürfniß, mehr bekleidet, etwas frische Luft zu
schöpfen, wobei er angenehme Kühlung empfindet. Wer
den ganzen Tag in freier, kalter Luft sein und sich an-
strengen muß, der setzt sich eine Zeit lang gern in einer
warmen Stube an den Ofen. Der Körper scheint dieses
Wechsels zu bedürfen, damit er nicht immer nach einer
Seite hin zu arbeiten und zu wirken hat, damit er nach
verschiedenen Seiten hin zeitweise ausruhen kann. Aber,
wie schon erwähnt, dürfen diese Wechsel die Regulirfähigkeit der Natur unseres Körpers nie überschreiten, nie zu
groß oder zu plötzlich sein.

Was die Regulirfähigkeit der Haut für den Wärme-
abfluß betrifft, so wird diese auch durch die sogenannte Hautpflege geübt. Dazu gehört namentlich das Waschen einzelner Körpertheile oder der ganzen Haut. Es ist nicht
blos bei einem, der ohnmächtig geworden ist, von guter
Wirkung, wenn man ihn mit Wasser anspritzt oder benetzt,

sondern auch beim Gesunden, wenn er sich wäscht. Das Waschen entfernt nicht blos den Schmutz von der Haut, sondern stärkt auch Haut und Nerven. Reinlichkeit am Körper überhaupt ist daher eines der wichtigsten Erfordernisse für die Gesundheit.

Wir erzielen diese Reinlichkeit nicht blos durch Behandlung unseres Körpers mit Wasser und Seife, sondern auch durch jenen Theil der Kleidung, den man Wäsche, Leibwäsche nennt. Der fleißige Wechsel von Wäsche ist einem trockenen Bade vergleichbar. Anstatt unsern Körper ins Wasser zu tauchen, wirft man die Wäsche hinein und reinigt diese vom Schmutz des Körpers. Gleichwie zur Blüthezeit der alten Griechen und Römer der Staat die größten Wasserleitungen ausführte, damit jeder, auch der Aermste, sich täglich sollte baden können, so muß die öffentliche Gesundheitspflege der Gegenwart dahin streben, daß jeder wenigstens in der Woche einmal Wäsche zu wechseln habe.

Die allgemeine Einführung von Leinwand und Baumwolle als Leibgeträge und der Gebrauch von Seife zum Waschen ist unstreitig ein großer Fortschritt für die öffentliche Gesundheitspflege in unserer Zeit, gegenüber dem Alterthum. Aber gleichwie man nicht alle Anforderungen mit Bädern allein befriedigen konnte, so gelingt es auch nicht mit Wäsche allein. Man kann unserer Zeit mit Recht den Vorwurf machen, daß sie das Bad zu sehr vernachlässiget. Die Haut ist ein so wichtiges Organ, was unaufhörlich in der verschiedensten Weise für uns arbeiten muß, selbst wenn wir gar nichts davon spüren und ahnen, daß wir vollen Grund zu einer guten Pflege derselben haben. Es ist nicht zu viel verlangt, daß ihr jeder wöchentlich doch einmal eine volle Reinigung in einem lauen Bade für eine Viertelstunde lang zu Theil werden lassen sollte.

Sie verdient es reichlich durch ihre Arbeit, zu der sie durch die Wohlthat des Bades nur wieder neu gestärkt wird.

Was von der Kleidung gilt, gilt auch vom Bett, das nicht nur ein Apparat zum Ausruhen, sondern auch für den Wärmehaushalt des Körpers ist, und mit dem man nützen und schaden kann, wie mit den Kleidern. Das Bett ist das Schlafgewand des Menschen, und wer kein Bett hat, oder in keines kommt, der ruht nicht blos schlecht aus, sondern erleidet auch große Aenderungen und Störnngen in seiner Wärmeökonomie. Nichts entwickelt so sehr den Kreislauf in der Oberfläche des Körpers, in der ganzen Haut, als die Bettwärme. Das entlastet alle innern Organe von einem Theil des Blutdruckes, so daß auch diese gleichsam ausruhen. Der tägliche Aufenthalt im Bette für eine Zeit lang ist uns ebenso ersprießlich, nur nach einer andern Richtung hin, als es zeitweise Bewegung im Freien ist.

Aus dem Gesagten läßt sich die Regel ableiten: Die Kleidung soll wesentlich vor Erkältung schützen, ohne die Transspiration zu erschweren. Erkältungen drängen den Blutlauf von der Oberfläche, den sogenannten peripherischen Kreislauf zurück, und verursachen sehr häufig eine Ueberfüllung innerer Organe, namentlich Katarrhe der Schleimhäute, wozu auch das Abweichen, Laxiren oder die Diarrhöe gehört.

Während Choleraepidemien ist es namentlich zu empfehlen, den Unterleib und die Füße warm zu halten, wozu Flanellbinden (Cholerabinden) und schafwollene Socken und Strümpfe dienlich sind.

Gute Betten, reine Wäsche und gute Kleidung sind die wirksamsten Mittel gegen Störungen der Transspiration. Die Unterstützung der Hautthätigkeit durch innerliche Mittel (Pfeffermünz-, Chamillen-Thee, warmen Wein rc.) ist in jebem einzelnen Falle bem ärztlichen Ermeſſen anheimzugeben, ebenſo ber etwaige Gebrauch von Dampfbädern ober römiſch-iriſchen Bädern. Der wiederholte Gebrauch von ganzen Bädern, namentlich bei Ungewohnten, hat zur Cholerazeit nur ein Bedenken, inſoferne baburch leicht vor ober nach bem Bade Veranlaſſungen zu Erkältungen gegeben werden können.

Der Wärmeökonomie bes Körpers bient nicht blos bie Kleidung unb bie Hautpflege, ſonbern auch theilweiſe bie Wohnung unb Heizung unb Luftwechſel, ihre weſentlichen Funktionen ſinb aber nach ben nämlichen Geſichtspunkten zu beurtheilen, wie bie ber Kleibung.

Geheimmittel. Bei bieſer Gelegenheit ſei auch gleich auf bas Allerernſtlichſte vor bem Gebrauch aller ſogenannten Geheimmittel gewarnt. Es gibt keine geheimen Gegengifte gegen Cholera; wer ein ſolches Mittel wüßte, hätte nicht nöthig, es geheim zu halten, ber wäre bei Veröffentlichung beſſelben ber größten Nationalbelohnung ſicher, ſelbſt wenn nur halb wahr wäre, was in ſolchen Anpreiſungen oft geſagt wirb. Wenn ber gebilbete unb erfahrene Arzt ſchon in gewöhnlichen Zeiten ber beſte Rathgeber ber Familien iſt, ſo wirb bas während einer Epibemie in noch höherem Grabe ber Fall ſein.

Koſt. Der Menſch muß eſſen, auch wenn bie Cholera herrſcht. Es iſt eine ganz allgemein gemachte Erfahrung, baß ſchlecht genährte Inbivibuen für Cholera ſogar viel mehr empfänglich ſinb, als gut genährte. Was man bisher von ber Dispoſition für Cholera mit einiger Beſtimmtheit weiß, läßt ſich kurz etwa in folgenbe Worte zuſammenfaſſen: In ſo ferne bie Durchſchwitzung von Waſſer aus ben Organen in ben Darmkanal bie weſentlichſte Erſcheinung bes Choleraprozeſſes iſt, muß für bas Inbivibuum Alles von Wichtigkeit ſein, was eine ſolche Durchſchwitzung vorbereiten, begünstigen oder veranlassen kann. Alles macht dazu geneigt, was den Darm übermäßig reizt oder erschlafft, was den Kreislauf von der Oberfläche des Körpers weg mehr nach den inneren Organen drängt, alles was sonst entweder den normalen Wassergehalt der Organe erhöht oder was die normale Wasserabgabe des Körpers beeinträchtiget.

Um einen solchen Körperzustand herbeizuführen, welcher dem Einfluß der Choleraursache erfahrungsgemäß am besten widersteht, sei die Nahrung zwar mäßig, aber genug, kräftig und leichtverdaulich. Es lassen sich hierüber keine erschöpfenden, allgemeingiltigen Vorschriften geben, da die Unterschiede für einzelne Individuen häufig zu groß sind. Der Gesundheits-Rath nimmt daher ganz Umgang davon, einen besonderen Speisezettel für Cholerazeiten aufzustellen, obschon dies bisher in den Schriften über Verhaltungs- maßregeln während einer Epidemie selten gemangelt hat, sondern überläßt die Auswahl der Speisen dem Urtheil und der Erfahrung des Einzelnen. Erfahrungsgemäß haben sich die Meisten an diese Choleraspeisezettel ohnehin nur mit zahlreichen, beliebigen Abänderungen gehalten, und die we- nigen ängstlichen Gemüther, die nur nach Vorschrift zu essen strebten, haben sich damit mehr aufgeregt und geschadet als genützt. Der Gesundheits-Rath faßt seine Ansicht dahin zusammen, daß man auch zur Cholerazeit essen und trinken soll, was einem sonst geschmeckt hat und gut bekommen ist, und sich nur vor jedem Uebermaß hüten. Mit ge- steigerter Sorgfalt soll man vermeiden, was einem auch zu anderer Zeit schädlich war. Wer gewohnt ist, auf sich aufmerksam zu sein, der weiß besser, als es ein Anderer ihm sagen kann, was ihm auch schon zu andern Zeiten Magendrücken, Kolik und Diarrhöe verursacht, den Appetit vermindert hat, lang im Magen liegen geblieben ist, den

Schlaf gestört oder nach dem Schlafen einen eingenommenen Kopf hinterlassen hat.

Wenn es schon zu gewöhnlichen Zeiten von Wichtigkeit ist, keine verdorbenen, in Fäulniß übergegangenen ꝛc. Nahrungsmittel zu genießen, so ist es selbstverständlich, daß in einer so gefahrvollen Zeit, wie zur Zeit einer Epidemie, es noch viel wichtiger ist. Die Behörden sind deßhalb ganz in ihrem Rechte, wenn sie zu solchen Zeiten die Viktualienpolizei verschärfen, und auch jeder Einzelne soll in seinem nächsten Kreise in diesem Sinne zu wirken suchen.

Von einer momentanen Verbesserung der Diät darf man sich keine plötzliche und keine dauernde Verbesserung der Zustände der Organe versprechen, es dauert wochenlang, bis sich der Körper mit einer veränderten Diät ins Gleichgewicht setzt. Die Bevölkerung soll zur Zeit einer nahenden oder ausgebrochenen Choleraepidemie überhaupt gut genährt sein. Für die unbemittelteren Klassen sind daher Anstalten von der größten Bedeutung, in welchen eine volle Mannsnahrung von gesunder Kost um den möglichst billigen Preis geliefert wird, Anstalten, in welche die Suppenanstalten des Magistrats und einiger Wohlthätigkeitsinstitute theilweise umgewandelt werden können.

Wenn es für gewöhnliche Zeiten schon höchst wünschenswerth ist, daß in der Küche und beim Kochen die größte Reinlichkeit herrsche, so ist das während einer Epidemie doppelt wichtig. Bei Nahrungsmitteln, die aus Choleralokalitäten stammen, ist, wie oben bereits angeführt wurde, eine gewisse Gefahr mit ihrem Genuß verbunden, insoferne Infektionsstoff daran haften kann. Nach dem gegenwärtigen Standpunkte der Wissenschaft darf man annehmen, daß der Cholerainfektionsstoff durch Siedehitze zerstört, oder doch wesentlich verändert wird. Es darf deßhalb als ein auf rationeller Grundlage stehender Rath angesehen werden, während einer Choleraepidemie kein Fleisch und kein Gemüse, keine Milch 2c. zu genießen, welche außer dem Hause gekauft worden, ohne Alles zuvor gut abgewaschen oder einer vollen Siedhitze ausgesetzt zu haben.

Was im Allgemeinen für die Speisen gilt, gilt auch für die Getränke. Man darf während der Herrschaft einer Choleraepidemie auch keinen Durst leiden, aber man hüte sich vor einem übermäßigen Genusse von Getränken und von Flüssigkeiten überhaupt, trinke weder von Wasser, noch von Bier oder Wein mehr, als nothwendig ist, den Durst zu stillen. Die an einen großen Genuß von wein= geistigen Getränken, namentlich von Branntwein, gewöhnten Personen unterliegen der Cholera stets sehr zahlreich.

Wenn der Genuß eines reinen Trinkwassers schon zu gewöhnlichen Zeiten für die Gesundheit nothwendig ist, so ist das bei jeder Art von Epidemie noch mehr der Fall. Viele gründen die Nothwendigkeit der Zuführung reinen Trinkwassers vorzugsweise nur auf die weit verbreitete Annahme, daß die Bewohner mancher Orte zeitweise Typhus und Cholera geradezu aus ihren Brunnen schöpf= ten; eine Annahme, die uralt ist und welche während des Herrschens von Epidemieen vor und nach Christi Geburt schon oft große Gewaltthätigkeiten gegen die= jenigen hervorgerufen hat, welche im Verdachte standen, die Brunnen einer Stadt oder Gegend vergiftet zu haben.

Man braucht nicht dieser Ansicht zu sein, gegen deren Anwendung namentlich auf Typhus und Cholera gerade auf Grund der Thatsachen in München die gewichtigsten Bedenken erhoben werden, um den Werth eines reinen Trinkwassers gehörig und richtig zu schätzen. Es ist ganz überflüssig, reines Trinkwasser als ein Universalmittel oder Specificum gegen Cholera und Typhus zu betrachten und

(Randnote:) Getränke.

(Randnote:) Trinkwasser.

dann regelmäßig in Verlegenheit zu gerathen, wenn eine
mit diesem Gute bereits versehene Stadt doch wieder von
einer Epidemie heimgesucht wird; es ist mit dem unreinen
Trinkwasser im Körper, wie mit anderem Schmutz im
Hause, beide sind schädlich, auch wenn keine Cholera und
kein Typhus herrscht, und wenn Personen, die schmutziges
Wasser und schmutzige Wohnungen haben, zur Zeit einer
Epidemie mehr zu leiden haben, so hat das möglicherweise gar keinen anderen Grund, als daß diese Personen
auch sonst, wenn keine Epidemie herrscht, mehr an ihrer
Gesundheit leiden, als diejenigen, welche reines Wasser
trinken und saubere Wohnungen haben. Es gibt Orte,
wo die Leute sehr unreinlich leben, und auch sehr schlechtes
Wasser trinken, aber doch nie Cholera oder Typhus haben.
Trotz der Abwesenheit von Epidemien leiden sie an großer
Sterblichkeit und erreichen ein geringes mittleres Lebens-
alter.

In München hat man den Einfluß des Trinkwassers
bei der Choleraepidemie von 1854 einer genauen Untersuchung, man darf sagen von Haus zu Haus, unter-
worfen. Mit aller Bestimmtheit hat sich herausgestellt,
daß das Wasser der Leitungen der k. Hofbrunnhäuser und
der magistratischen Brunnhäuser zur Verbreitung oder Vermehrung der Cholera nicht das geringste nachweisbar beigetragen hat. — Das Gleiche ergibt sich, so oft man versucht, die
Verbreitung und Häufigkeit des Typhus in München am
Faden der verschiedenen Trinkwasserversorgung einzelner
Stadttheile, Straßen und Häuser zu verfolgen: es ist auch
da nicht das geringste herauszubringen, was die allerdings
sehr weit verbreitete Ansicht von einem direkten Einfluß
des Trinkwassers bestätigen könnte. Es ist auch nie constatirt worden, daß das Münchener Trinkwasser vor, während und nach einer Cholera- oder Typhus-Epidemie anders

zusammengesetzt war, oder andere Wirkungen hervorgebracht
hat, und das Wasser aus ein= und derselben Röhren=
leitung läuft Straßen und Häusern zu, die sich sehr un=
gleich ergriffen zeigen. Die Münchner können deshalb auch
in Zukunft und selbst bei einer Choleraepidemie das Wasser
der öffentlichen Leitungen genießen, ohne im geringsten zu
besorgen, daß sie daraus Cholera oder Typhus trinken.

Unter allen Umständen liegt es im Interesse der
öffentlichen Gesundheit, auf möglichste Reinheit des Trink=
wassers nicht blos wegen bald vorübergehender Epidemieen
zu sehen, sondern überhaupt und zu allen Zeiten. Es
sollte im neunzehnten Jahrhundert ein überwundener
Standpunkt sein, daß man die Menschen zur Reinlichkeit
noch durch die Furcht vor ganz specifischen Krankheiten
treiben muß, ähnlich wie man oft die Kinder mit erdich=
teten, wohlgemeinten Schrecknissen vom Bösen abzuhalten
und zum Guten anzuspornen sucht. Der Gesundheits=
Rath meint, daß er es bei der Münchener Bevöl=
kerung darauf ankommen lassen dürfe, ob ihr reines Trink=
wasser zur Zeit, wo keine Cholera herrscht, weniger werth=
voll ist, als zur Zeit der Cholera. Man würde den
Werth von reinem Boden, reinem Wasser, reiner Luft
u. s. w. viel zu gering schätzen, über Gebühr herunter=
würdigen, wenn man annähme, daß diese Dinge nur bei
einzelnen, zeitweise auftretenden specifischen Krankheiten von
Werth und Einfluß wären: sie sind es immer, denn sie
ersparen unserem Organismus fortwährend viele unnütze
Reibung und Abnützung und damit auch Kraft, sie machen
uns dadurch überhaupt gesünder und stärker und wider=
standsfähiger gegen alle Krankheiten und damit selbstver=
ständlich auch gegen Cholera und Typhus.

Unser Körper ist allerdings zum Glück nicht so
schwächlich und zart organisirt, daß wir gar nichts aus=

Marginalie: Werth der Reinheit von Wasser, Boden und Luft.

halten, gar keine Schwierigkeiten und Schädlichkeiten über=
winden könnten, aber unsere Widerstandskraft gegen schäd=
liche Einflüsse hat doch auch immer ihre Grenzen und
vermag einen gewissen Grad nicht zu übersteigen; es ist
ein einfaches Rechnungsexempel, daß, je mehr man zu
überwinden hat, desto früher Erschöpfung eintreten muß.
Ein Stäubchen vermag den Gang eines Uhrwerkes aller=
dings nicht sofort aufzuhalten, aber doch tritt der Still=
stand viel früher ein, wenn man das Werk nicht mit aller
Sorgfalt vor Staub schützt.

Was die Vermeidung oder Verminderung jeder über=
flüssigen Reibung und Erhitzung in einer Bewegungs=
maschine, das nützt Reinlichkeit und Bequemlichkeit und
Zweckmäßigkeit im ganzen menschlichen Haushalt. Was
man Comfort, häusliches Behagen im weitesten Sinne
nennt, umfaßt keinerlei specifische Mittel, Gegengifte oder
Arzneien gegen einzelne Krankheiten, und hat doch nach=
weisbar den größten Nutzen für die Gesundheit. Seit
den letzten zwei Jahrhunderten sind in England die spe=
cifischen Krankheiten nicht weniger, sondern eher mehr ge=
worden, jedenfalls ist die Cholera neu hinzugekommen.
Nach Untersuchungen, welche die Geburts= und Sterbe=
register Londons zur Grundlage haben, hat die Sterblich=
keit mit der Vergrößerung der Stadt und mit der Zu=
nahme der Bevölkerung, oder besser gesagt, trotz Vergrö=
ßerung der Stadt und trotz Zunahme der Bevölkerung im
Lauf der Zeit immer abgenommen.

1681 bis 1690 hatte London ca. 530,000 Einw. u. von 1000
starben jährlich 42.

1746 „ 1755 „ „ „ 653,000 Einw. u. von 1000
starben jährlich 35.

1846 „ 1855 „ „ „ 2,362,236 Einw. u. von 1000
starben jährlich 25.

Gegenwärtig hat London ca. 3 Millionen Einwohner und eine Sterblichkeit von 22 pro mille. München mit nur 177,000 Einwohnern hatte in den letzten 10 Jahren eine Sterblichkeit von 33 auf tausend jährlich, also noch nicht so gering wie London von 1846 bis 1855, in welche Zeit zwei große Choleraepidemien in England fallen. Wir müssen daraus die Lehre ziehen, daß bei uns noch vieles zu verbessern ist. In Beziehung auf Salubrität dürfen wir uns nicht Berlin zum Muster nehmen, wo die Mortalität noch beträchtlich höher als in München ist, sondern London, wo sie noch um ein Drittel geringer ist, als in München.

Dies glaubte der Gesundheits-Rath vorausschicken zu sollen, ehe er noch einiges Weitere zu beherzigen gibt, was namentlich die Reinlichkeit im Hause betrifft. Wir sollen nicht nur reine und gesunde Kost, gute Getränke und reines Wasser genießen, sondern wir sollen auch reine, gesunde Luft genießen, und dagegen wird gar zu häufig gefehlt. Wir leben in der Luft, wie der Fisch im Wasser. Die Stadtfischer, welche die Fische in Fischhaltern einschließen, gerade so, wie die Menschen in Häusern eingeschlossen leben, wissen recht gut, wie viel auf das Wasser ankommt, und wie schädlich jede Unreinigkeit wirkt, die man in diese Fischwohnungen wirft. Genau so muß es der Mensch mit seiner Wohnung und mit der Luft darin machen, auch er muß letztere beständig erneuern mit frischer reiner Luft und muß dafür sorgen, daß sie ihm nicht schon vom Hause aus verunreinigt wird, ehe er sie zu genießen bekommt. Die Luft umgibt und umfließt uns nicht blos beständig, sondern wir müssen sie auch beständig genießen, in uns aufnehmen, ein- und ausathmen. Die Luftmenge, welche ein Erwachsener bei durchschnittlich 16 Athemzügen in der Minute, im Tage, binnen 24 Stunden, in seinen Lungen ebenso genießt, wie wir Speise und Trank im Magen genießen, ist viel größer, als sich die meisten denken; sie beträgt im Tage durchschnittlich 9000 Liter, 150 Eimer oder etwa 360 Kubikfuß. Von Speise und Trank zusammen genießen wir in derselben Zeit im höchsten Falle kaum 4 Liter.

Dieser Thatsache gegenüber könnte man sich damit trösten wollen, daß man denkt, die Luft sei so leicht und habe nur deshalb ein so großes Volum, der Masse oder dem Gewichte nach seien 4 Liter Speise und Trank nicht weniger. Auch das wäre ein Irrthum. Die Luft ist nur 770mal leichter als Wasser, und diese 9000 Liter Luft, die wir in 24 Stunden ein= und ausathmen, sind 11½ Kilo oder 23 Pfund schwer, während die gesammte feste und flüssige Nahrung nicht den dritten Theil so schwer ist.

Der Luftgenuß ist also in jeder Beziehung ein großer und wichtiger Bestandtheil im täglichen Leben, und daher die möglichste Reinheit der Luft eine der dringendsten Aufgaben der Gesundheitspflege.

Die Luft im Freien hat eine sehr gleichbleibende chemische Zusammensetzung und ist in der Regel als reine Luft zu betrachten. Die Luft im Hause wechselt, selbst gegen unsern Willen und ohne unser Zuthun, bis zu einem gewissen Grade beständig. Kein Haus hat seine eigene Luft, sondern nur die Luft seiner Umgebung. Während wir in der Luft leben, die sich aus dem Freien durch unsere Häuser hindurch abzweigt und länger oder kürzer darin verweilt, wird sie auf mannigfache Art verunreiniget. Diese Verunreinigungen sind theils unvermeidliche, theils vermeidliche. Zu den unvermeidlichsten gehören die Verunreinigungen durch die Thätigkeit von Haut und Lungen, denn durch diese die Luft nicht verunreinigen hieße aufhören zu leben. Zu den vermeidlichen gehört Alles, was

in Folge mangelhafter Reinlichkeit oder sorgloser Behandlung von Abfällen ꝛc. gas- oder staubförmig in die Luft
des Hauses übergeht, deren Ausnutzung man so viel als
möglich ausschließlich für Haut und Lungen vorbehalten
sollte. Man kann gegen zu große Luftverderbniß durch
einen gesteigerten Luftwechsel, durch Ventilation ankämpfen,
aber es wäre eine nicht zu rechtfertigende Verschwendung
der Ventilation, wenn man sie auch gegen vermeidliche
Verunreinigungen der Luft richten wollte, gegen welche sie
sich in der Regel auch sehr wenig wirksam erweist. Wer
übelriechende Gegenstände, Haufen von Staub oder Schmutz
im Zimmer hat, thut viel gescheidter, diese zu entfernen,
anstatt das Zimmer stärker zu ventiliren. Man verfährt
viel rationeller, wenn man alle vermeidlichen Verunreinigungen der Luft, welche uns schädlich sein können, von
vorneherein verhütet, als wenn man die Folgen hinten-
nach durch öfteres und stärkeres Lüften zu beseitigen sucht.
Ohne durchgreifende Reinlichkeit helfen in einem Hause,
in einer Anstalt alle Ventilationsvorrichtungen nichts oder
wenig, und das eigentliche Feld oder Gebiet der Ventilation beginnt erst da, wo die Reinlichkeit durch rasche
Entfernung oder sorgfältigen Verschluß luftverderbender
Stoffe nichts mehr zu leisten vermag. Das ist bei der
Thätigkeit von Haut und Lungen der Fall, wogegen ganz
allein der Luftwechsel ankämpfen kann.

Wer sich gegen eine künftige Epidemie, sei es Cholera oder Typhus, schützen will, der fange bereits jetzt an,
auf größte Reinlichkeit nicht nur in den Prunkzimmern,
sondern auch in allen Winkeln seiner Wohnung zu sehen,
und lüfte regelmäßig alle Räume mit größter Sorgfalt.
Je überfüllter oder kleiner eine Wohnung oder ein Zimmer
ist, um so nothwendiger ist größte Reinlichkeit und genügender Luftwechsel. Der Mensch braucht viel Luftwechsel

in seiner Wohnung, wenn die Luft immer gut bleiben soll. Als Durchschnitt darf man in geschlossenen, von mehreren Menschen bewohnten Räumen 60 Kubikmeter Ventilation für 1 Person und 1 Stunde rechnen, über welche Größe diejenigen, welche das erste Mal davon hören, gewöhnlich ebenso erstaunt sind, wie über die Menge Luft, welche sie ein= und ausathmen.

Gegen die Nachtheile, welche man häufig mit Unrecht von zu großem Luftwechsel, von sogenannter Zugluft bei ganz oder theilweise geöffneten Fenstern befürchtet, schützt man sich entweder durch aufeinander folgendes Lüften der Zimmer, so daß man sich in denjenigen, welche eben ge= lüftet werden, nicht aufhält, oder durch Oeffnen oberer Fenstertheile, wo diese zu öffnen sind.

Es genügt nicht, im Tag einmal oder eine bestimmte Zeit lang zu lüften, sondern es muß nach Bedürfniß ge= schehen, sowohl in dem Grade, als die eingeschlossene Luft mehr oder weniger verunreinigt wird, als auch in dem Grade, als die Luft sich schneller oder langsamer aus= und einbewegt.

Bei starkem Wind und großem Unterschied in der Wärme zwischen der äußern Luft und der Zimmerluft ist der Luft= wechsel viel größer, als wenn die Luft ruhig ist und keine wesentlichen Temperaturunterschiede zwischen innen und außen vorhanden sind. Im letztern Falle wechselt durch ein und dieselbe Fensteröffnung in gleicher Zeit eine viel geringere Luftmenge als im erstern Falle.

Auch bei ganz geschlossenen Fenstern und Thüren hat man in den Wohnungen entsprechend der äußern Wind= geschwindigkeit und dem Temperaturunterschiede zwischen innen und außen einen beständigen Luftwechsel theils durch die unvermeidlichen Spalten, theils aber namentlich durch die porösen Wände. Für eine trockene Ziegelsteinmauer, wie

sie in München üblich sind, darf man auf einen Quadrat-
meter Wandfläche in's Freie und einen Grad Celsius Tem-
peraturdifferenz 250 bis 300 Liter Luftwechsel in der
Stunde rechnen. Aber wenn man von dieser Quelle des
Luftwechsels einen Nutzen haben will, ist eine Bedingung
unerläßlich, nämlich, daß die Wände trocken und nicht naß
seien, denn nasse Wände schließen ganz luftdicht und wirken
auch dadurch schädlich, nebst dem, daß sie zu einseitiger Ab-
kühlung und dadurch zu Erkältung Veranlassung geben.

Es gibt allerdings noch keine Instrumente zur Be-
stimmung der Güte der Luft der Zimmer, welche auch
von Laien so leicht und sicher gehandhabt und benutzt
werden könnten, wie etwa die Thermometer zur Bestimm-
ung der Wärme der Zimmer, — schlechte Luft macht
aber einen so bestimmten physiologischen Eindruck auf unser
Riechorgan, auf unsere Nase, daß man sich vom Geruch
der Luft eines Zimmers und anderer Räume des Hauses
ziemlich zuverlässig kann leiten lassen, um die Güte der
Luft im Hause und damit das Bedürfniß des Luftwechsels
zu beurtheilen, wenn man die Wirkung der frischen Luft
im Freien auf die Nase zum Ausgangspunkt des Ver-
gleiches wählt.

Eine faule übelriechende Luft durch Beimischungen
von wohlriechenden Stoffen (sogenannte Räucherungen) zu
verbessern, ist unthunlich, denn die in einer solchen Luft
enthaltenen schädlichen Bestandtheile werden dadurch nicht
verändert oder zerstört, es wird nur unser Geruchsorgan
in schmeichlerischer Weise betrogen. Es soll damit nicht
gesagt sein, daß jeder Geruch, der uns angenehm ist, auch
schädlich sein müßte, es soll nur gesagt sein, daß der künst-
liche Wohlgeruch einer Luft nicht als ein Desinfektionsmittel aufgefaßt werden darf, oder nicht für den Luft-

wechsel im Hause eintreten kann. Eigentlich verbessert kann die Luft nur durch hinreichenden Luftwechsel werden.

Will man während einer Choleraepidemie neben einem ergiebigen Luftwechsel in Wohn= und Krankenzimmern auch noch Geruch verbreiten, so verwendet man am besten eine unschädliche flüchtige Säure nebst etwas ätherischen Oelen. Aufspritzen oder Verdünsten von Essig, Essigsäure oder sogenannter aromatischer Essigsäure ist nie schädlich, ja als saurem Körper kann man der Essigsäure sogar desinficirende und fäulnißwidrige Eigenschaften beilegen, wie jede Hausfrau weiß.

Seit langer Zeit pflegt man in Räumen mit verdorbener Luft Chlorkalk aufzustellen, ohne übrigens bis jetzt einen bestimmten Erfolg davon nachweisen zu können. Die durch die Kohlensäure der Luft aus dem Chlorkalk freiwerdende unterchlorige Säure wirkt allerdings auf die meisten organischen Substanzen verändernd und zerstörend ein, es gehört aber zur vollständigen Zerstörung aller organischen Stoffe in der Luft eine viel größere Menge Chlor, als beim Aufstellen von Chlorkalk in die Luft übergeht. Eine Luft, in welcher so viel Chlor wäre, daß keine organische oder organisirte Substanz mehr darin bestehen könnte, wäre auch für die Menschen unathembar; man darf nicht vergessen, daß auch unser eigener Körper eine organische Substanz ist, welche durch Chlor nicht minder angegriffen wird, als die uns feindlichen Organismen. Desinfektionsmittel zugleich mit der Luft zu genießen geht ebensowenig an, als solche der andern Nahrung oder den Getränken gleich beim Genuß schon beizumischen.

Der Raum, welcher durch gasförmige Mittel desinficirt werden soll, kann während der Vornahme der Desinfektion nicht zugleich von Menschen bewohnt sein. Es wird darüber bei der Desinfektion des Näheren gehandelt werden.

Es gibt gewisse Theile des Hauses, von denen eine Verunreinigung der Luft desselben vorzugsweise häufig ausgeht und welche daher auch vorzugsweise zu beachten sind. Es sind dies die Abtritte, die Ausgüsse für Spülwasser und die Behälter für Kehricht und Küchenabfälle, dann die Orte zur Aufbewahrung gebrauchter Wäsche.

Was die Abtritte anlangt, so sind darüber nach der Choleraepidemie des Jahres 1854 Verordnungen für München erlassen worden, welche sich sowohl auf die Anlage der Abtritte selbst, als auch auf die Fortschaffung ihres Inhaltes beziehen. Dem Ideal eines Abtrittes entspricht jede Anlage, welche es verhindert, daß die Luft oder der Boden des Hauses je mit Stoffen verunreinigt werde, welche von den Excrementen, von Harn und Koth stammen. Diesem Ideale läßt sich auf verschiedene Weise genügen, — aber es ist den Münchener Zuständen gewiß nicht zu nahe getreten, wenn man behauptet, sie seien durchschnittlich noch weit von ihrem Ideal entfernt.

Als vorzügliche und sichere Einrichtungen, daß überhaupt keine Luft aus der Abtrittröhre nach dem Hause gelangen kann, können zwei empfohlen werden: 1) Wasserschluß mit Spülvorrichtung oder 2) geeignete und beständige Ventilation der Abtrittschläuche oder Abtrittröhren, wodurch die Luft stets nur aus dem Hause in die Schläuche und Röhren hineingeht und über Dach in's Freie mündet, aber nie den umgekehrten Weg gehen kann. Die erste Einrichtung, welche in England fast allgemein üblich ist und Watercloset genannt wird, erfordert Wasser zum Spülen in allen Stockwerken der Häuser und die Möglichkeit, den Inhalt der Abtritte sogleich in Bächen oder Kanälen fortzuschwemmen. Wo die Abtritte in Gruben oder Fässer münden, ist das Watercloset nicht zu brauchen, weil die Gruben und Fässer zu schnell voll würden und zu oft geräumt werden müßten, was zu große Kosten verursachen würde. Nach dem gegenwärtigen Zustande der Wasser- versorgung und der Kanalisirung von München kann das Watercloset nur ausnahmsweise eingerichtet werden.

Die zweite Einrichtung, die Ventilation der Abtritt- röhre, ist bei allen regelrecht eingerichteten Abtritten mit dichten Gruben oder Fässern anzuwenden, wenn man die Kosten für eine beständige Wärmequelle aufwendet, um den Zug der Luft in der gewünschten Richtung beständig zu erhalten. Der Gesundheits-Rath kann sich hier nicht in technische Einzelheiten einlassen, sondern nur die Prin- cipien angeben und auf Fälle hinweisen, in welchen sie angewendet sind. Einrichtungen mit Waterclosets sind ohnehin bekannt und in mehreren Häusern Münchens zu sehen, und das Princip der ventilirten Abtrittröhren findet sich dahier in dem Gebäude der bayerischen Hypotheken- und Wechselbank mit Erfolg durchgeführt.

Man könnte denken, daß mit ventilirten Abtrittröhren nichts, oder doch nicht viel für die Reinheit der Luft eines Hauses gewonnen wäre, weil sich der Gestank zwar nicht zunächst im Hause selbst, aber dafür in der Luft verbreitete, welche das Haus umgibt, in welcher das Haus steht, und welche wieder in's Haus eindringen muß. Diese Befürcht- ung ist unbegründet. Die Luftbewegung im Freien hat eine durchschnittliche Geschwindigkeit von 10 Fuß in der Sekunde und ist so groß, daß solche Emanationen oder Ausdünstungen sofort bis zu einem Grade verdünnt werden, der sie unwahrnehmbar und unschädlich macht. Es ist geradeso, wie mit dem Rauch der Feuerstätten in den Häusern, den man auch durch Kamine in's Freie abführt, und dadurch die Wohnungen rauchfrei erhält, ohne die Luft im Freien zu verderben.

Die gewöhnlichen Abtrittanlagen Münchens sind der

Art, daß sie die Luft des Hauses unvermeidlich mehr oder
weniger verunreinigen. Es ist eine Frage der öffentlichen
Gesundheitspflege oder Hygiene, welche gegenwärtig überall
auf das lebhafteste besprochen wird, wie man sich am
besten und wohlfeilsten der Abfälle des menschlichen Haus-
halts entlediget, ohne die Luft, den Boden oder das
Wasser des Hauses zu verunreinigen. Auch die Stadt
München wird gleich allen übrigen größeren Städten dieser
Frage in der nächsten Zeit fest in's Angesicht schauen
müssen, um bessere Einrichtungen zu treffen als bisher,
aber für den Augenblick, wo man sich noch in dem gegenwärtigen unvollkommenen Zustande befindet und nothge-
drungen damit hausen muß, ist die Frage am Platze, was
man etwa zur Zeit einer Epidemie thun kann, um die be-
stehenden Uebelstände thunlichst zu mildern. Außer mög-
lichster Reinlichkeit in den Abtritten, soweit man sie mit
Putzhadern und Wasser handhaben kann, gibt es da hauptsächlich zwei Mittel, welche den Grad der Verunreinigung
der Luft des Hauses erheblich zu mindern im Stande sind,
und diese sind 1) eine gute Lüftung des Abtrittraumes,
2) die Desinfektion der Excremente.

In ersterer Beziehung kann überall gewirkt werden,
denn es ist polizeiliche Vorschrift in München, daß jeder
Abtritt ein Fenster in's Freie haben soll. Jedermann
weiß, daß jeder Abtritt weniger übel riecht, sobald man
das Fenster darin öffnet. Die meisten Menschen erklären nur
diese Thatsache falsch, wenn sie meinen, der Gestank gehe dann
anstatt in's Haus herein zum Fenster hinaus; eigentlich
kommt es davon her, daß mit dem Oeffnen des Fensters
die Geschwindigkeit des Zuges im Abtrittschlauch abnimmt.
So lange das Haus oder ein Theil desselben wärmer ist,
als die äußere Luft, so verdrängt auf allen nur immer
vorhandenen Wegen die schwerere Luft von außen die

wärmere und leichtere Luft im Innern des Hauses. Da der Ausgleich dieser Druckunterschiede stets auf den kürzesten Wegen erfolgt, so ist natürlich, daß die Luft, die sonst bei geschlossenem Abtrittfenster von außen durch Grube und Abtrittschlauch in's Haus geht, den kürzern Weg durch's Fenster nimmt, sobald dieses geöffnet wird. Es geht also nicht der Gestank der Abtritte durch's Fenster hinaus, sondern frische Luft herein, und damit läßt die Stärke des Zuges durch die Abtrittröhren nach.

Aus dem nämlichen Grunde ist es umgekehrt nothwendig, daß die Abtrittgruben und Fässer möglichst luftdicht nach außen hin abgeschlossen und die Abtrittröhren und Schläuche mit diesen dichten Gruben und Fässern auch möglichst luftdicht zusammengefügt werden, damit möglichst wenig Zug in dieser Richtung von außen nach dem Innern des Hauses entstehen kann. Sorglose Bedeckung, mangelhafter Schluß der Gruben und Röhren ist eine Hauptursache des üblen Geruches in den Abtritten. Das ist ferner auch der Grund, weshalb es nützlich ist, die Abtrittröhre oder den Schlauch in gleicher Weite bis über Dach fortzuführen und oben frei münden zu lassen. Dadurch wird, wenn der Zug von unten, von der Grube her unmöglich oder doch sehr erschwert ist, der Zug vom Abtrittraum in das Rohr oder in den Schlauch hinein und oben hinaus ermöglichet und unterstützt. So weit aber der Zug von der Grube oder sonstwo her nicht ausgeschlossen ist, kann immer noch Luft von daher in die Abtritte und in's Haus eindringen.

Die Behandlung tragbarer Abtritte, sogenannter Leibstühle, Nachtgeschirre u. s. w. wird bei der Desinfektion besprochen.

Da die faulige Zersetzung, welche in den Excrementen bald nach ihrer Entleerung eintritt, eine der ergiebigsten und reichlichst fließenden Quellen der Verunreinigung der

Luft ist, so ist alles als ein Mittel zur Verringeruug der Uebelstände zu betrachten, was der Zersetzung der Excremente entgegentritt. Diese Mittel heißt man Desinfektionsmittel, und der Gesundheits-Rath wird beim Abschnitt „Desinfektion" auch diejenigen Mittel namhaft machen, welche zur Desinfektion der Excremente und der Abtritte und Gruben sich eignen.

Arge Luftverpester in den Häusern sind auch häufig die sogenannten Ausgüsse für Küchen-, Spül- und anderes Hauswasser. Sie finden sich in der Regel in den Küchen angebracht und münden auch in der Regel in offene oder schlecht verschlossene Gruben oder offene Gräben und Kanäle, in welchen diese Stoffe in Fäulniß übergehen. So lange in der Küche Feuer brennt, ja so lange der Herd und die Küche nur etwas wärmer sind, als die äußere Luft, was fast das ganze Jahr hindurch der Fall ist, wird nach unabänderlichen physikalischen Gesetzen die Luft von außen durch einen solchen Ausguß in die Küche strömen und mitbringen, was der Luft auf diesem höchst unsauberen Wege mitgetheilt werden kann. Diesem großen Uebelstande kann nur durch Wasserschlüsse vorgebeugt werden, welche am leichtesten an der Ausmündungsstelle der Ausgußröhren anzubringen sind. Solche Wasserschlüsse sind die in der Technik Syphon oder Trap genannten Vorrichtungen.

Nicht minder muß auf die baldigste Entfernung aller andern Abfälle des Haushaltes gesehen werden, welche in sogenannten Sudelschäffeln, Kehrichtfässern u. s. w. gesammelt werden. Solche Dinge wirft man auf dem Lande auf den Misthaufen, was keine so großen Uebelstände hat, als wenn sie in den Städten in tiefe undichte Gruben geworfen werden. Bei den Misthaufen auf dem Lande wirkt nicht nur der freie ungehinderte Zutritt der Luft auf der

Oberfläche günstig, sondern auch die unter dem Misthaufen liegende viel höhere Bodenschichte. Es ist schon erwähnt worden, daß jeder poröse Boden eine gewisse Arbeits- oder Zerstörungskraft für der Gesundheit schädliche Stoffe hat. Es ist selbstverständlich, daß diese günstige Wirkung des Bodens um so größer sein muß, je größer die wirksame Schichte ist. Der Bauer wirft seinen Mist auf die Oberfläche des Bodens in seinem Hofe und läßt den Boden unter dem Misthaufen wesentlich, wie er ist. In der Stadt hat man dieselben Misthaufen, aber in tief gelegten, auf der Oberfläche wohl bedeckten Gruben, über die man hingeht, ohne im mindesten einzusinken, gerade so, als wenn der Bauer Bretter zeitweise auf seinen Misthaufen legt, um darauf arbeiten zu können. Um aber die wohl- bedeckten Gruben herstellen und damit oberflächlich den Anschein größter Reinlichkeit hervorbringen zu können, muß ein beträchtlicher Theil der wirksamen Bodenschichte bis zu beträchtlicher Tiefe ausgegraben und entfernt werden. Wenn also diese Gruben nicht dicht sind, so tragen sie zur Imprägnirung des Bodens viel mehr bei, als die Misthaufen auf den Dörfern, und wenn die Luft des Hauses in irgend einer Verbindung mit der Luft in solchen Gruben steht, so empfängt das Haus natürlich eine viel verdorbenere Luft, als wenn sie über einen im Freien liegenden Misthaufen weggegangen ist.

Alte Wäsche. Es ist selbstverständlich, daß in jenen Kammern, Kästen, Körben und Schubladen, in welchen die gebrauchte Wäsche aufbewahrt wird, bis sie gewaschen wird, nicht blos die Wäsche, sondern nicht minder vollständig auch der daran haftende Schmutz aufbewahrt wird. Diese Orte und Behälter sind daher Schmutzwinkel gleich den Ab- tritten, verderben die Luft des Hauses gleich diesen, und geben möglicherweise zu verschiedenen Prozessen Anlaß, gleich einem imprägnirten Boden. Es ist eine auffallende Thatsache, welche schon längst eine nähere Untersuchung verdient hätte, daß am Leib getragene Leinwand- oder Baumwollzeuge einen ungleich stärkeren und übleren Geruch annehmen, als schafwollene Zeuge. Ein schafwollenes Hemde, was vier Wochen am Leibe getragen wird, riecht nicht entfernt so, wie ein leinenes Hemd, welches nur eine Woche getragen wurde. Wenn es schon für gewöhnlich rathsam ist, Ansammlungen von gebrauchter Wäsche nicht für längere Zeit zu dulden, so darf das während einer Epidemie noch weniger der Fall sein. Gebrauchte, sogenannte schwarze Wäsche wird ohnedies am zweckmäßigsten nicht in der Wohnung selbst, sondern, so weit sie überhaupt nicht sofort gewaschen werden kann, auf einem luftigen Speicher an Stricken aufgehängt aufbewahrt.

Während der Dauer einer Epidemie ist es sehr zu empfehlen, alle abgelegte Wäsche sofort in eine mit Aetzkalk oder gebranntem Kalk scharf gemachte Holz-Aschenlauge oder Sodalauge, sog. Seifensiederlauge zu legen, einige Stunden darin liegen zu lassen, dann in Brunnenwasser die anhängende Lauge auszuwaschen und die Wäsche, wenn man deren Reinigung nicht sofort vollenden will, zu trocknen und für eine spätere Gelegenheit aufzubewahren.

Für eine durchgreifende Reinlichkeit im ganzen Hause und am ganzen Leibe jedes Familiengliedes, sowie für die gewissenhafte Herbeischaffung, Zubereitung und Verabreichung einer gesunden Kost für die Familie kann Niemand mehr thun, als das gründliche Verständniß und die unermüdliche Wachsamkeit der Frau des Hauses. Dieser Beruf der Hausfrau ist ein gleich hoher und wichtiger, es mag eine Epidemie herrschen oder keine, denn nichts stärkt die Gesundheit und die Widerstandskraft der einzelnen Glieder

Wichtigkeit des Berufes der Hausfrauen

4*

einer Familie mehr, als wenn in den genannten Dingen Alles in bester Ordnung in einem Hause oder einer Familie ist. Die Hausfrauen Münchens werden daher der öffentlichen Gesundheit durch ihre Thätigkeit auf diesen Gebieten viel größere Dienste leisten, als wenn selbst eine große Anzahl von ihnen Medicin studiren und ärztliche Praxis ausüben würde.

Arbeit und Ruhe. Zum gesunden Leben ist nicht blos der Genuß reiner Luft, reinen Wassers, guter Nahrung und der Gebrauch guter Kleidung und Wohnung nothwendig, sondern auch Beschäftigung, körperliche und geistige Bewegung. Diese dürfen aber nie bis zum Uebermaaß getrieben werden und müssen von Pausen der Ruhe unterbrochen sein. Uebergroße Anstrengungen jeder Art wirken ebenso disponirend für Cholera, wie Excesse und Ausschweifungen jeder andern Art, wie ein Uebermaß in Essen und Trinken u. s. w. Wer seine tägliche Beschäftigung wesentlich im Zimmer verrichtet, soll sich täglich auch einige Zeit in freier Luft Bewegung machen. An Tagen, wo das Wetter am Ausgehen hindert, kann man sich auch im Zimmer bei geöffneten Fenstern eine angemessene Bewegung machen.

Personen, welche mit der Pflege von Cholerakranken sich zu befassen haben, sollen vorzugsweise darauf achten, ihren Körper in einem widerstandsfähigen Zustande zu erhalten. Größte Reinlichkeit, gute bequeme Kleidung und Betten, ausreichende kräftige Kost, genügender Schlaf und zeitweiser Genuß von frischer Luft sind dringend zu empfehlen.

Desinfektion. Desinficiren heißt, einen Infektionsstoff, ein sogenanntes Krankheitsgift zerstören oder unwirksam machen. Wenn man inficiren als gleichbedeutend mit anstecken oder vergiften nimmt, so bedeutet desinficiren das Gegentheil, soviel als einem inficirenden Gegenstande die an-

ſteckende Eigenſchaft benehmen, oder ihn entgiften. Ehe
man von der Desinfektion erwarten kann, daß ſie ihren
Zweck erreiche, müſſen zwei Dinge feſtſtehen, erſtens daß
der der Desinfektion unterworfene Gegenſtand das Gift
wirklich, und wenn auch nicht ganz ausſchließlich, aber
doch vorzugsweiſe enthält, und zweitens, daß das ange-
wendete Desinfektionsmittel das Gift auch wirklich zer-
ſtört oder unwirkſam macht.

Zur Zeit, als man den Cholerainfektionsſtoff lediglich
in den Excrementen der Cholerakranken annahm, richtete
ſich die Desinfektion faſt ausſchließlich auf dieſe, auf alle
Geſchirre und Behälter, worin dieſe enthalten ſind, und
auch ſonſt auf Alles, woran Excremente haften, was mit
Excrementen verunreiniget ſein kann. Die Geſchichte der
Desinfektion hängt auf das Innigſte mit der Entwicklung
der Kenntniſſe und Anſichten über die Natur und Ver-
breitungsart der Cholera zuſammen, wie überhaupt auch
ſonſt faſt alle unſere ſanitären Maßregeln von dem je-
weiligen Stand der Theorie bedingt werden. Es muß uns
daher aus ganz praktiſchen Gründen Alles daran liegen,
die Theorie möglichſt zu entwickeln und richtigzuſtellen,
weil davon wieder die Wahl der praktiſchen Maßregeln
abhängt. Ganz zu Anfang des Erſcheinens der Cholera
in Europa wurden einige Verſuche der Desinfektion namentlich mit Räucherungen gemacht, aber ſchon während der
Epidemien von 1833 bis 1837 wurde meiſt gar nicht mehr
desinficirt. Das blieb ſich auch während der Epidemien
von 1848 bis 1854 ziemlich gleich, und erſt von 1854
bis 1859, kurz bevor die Cholera wieder aus Europa ver-
ſchwand, häuften ſich die Verſuche. Bei ihrer Wiederkehr
1865 bis 1867 iſt namentlich die Desinfektion der Excremente der Cholerakranken mehrfach ſyſtematiſch angewendet und experimentirt worden.

Wenn man an die Erfahrung die Frage stellt, was die Desinfektion bisher genützt hat, ob der Verlauf der Cholera in Orten, welche Epidemien hatten zur Zeit, als man gar nicht desinficirte und auch später zur Zeit, wo man viel desinficirte, ein anderer und ein solcher war, daß daraus ein unbestreitbarer Nutzen der Desinfektion hervorgeht, so muß man diese Frage leider noch als eine offene erklären. Im Jahre 1836, wo man in München die Cholera nicht im geringsten als ansteckende Krankheit, ja nicht einmal als eine durch den menschlichen Verkehr verschleppbare Krankheit ansah, verlor die Stadt nur 1 Procent ihrer Einwohner, hingegen im Jahr 1854, wo man die Verschleppbarkeit der Cholera bereits allgemein und die Contagiosität derselben durch die Excremente bereits vielfach angenommen und gewiß von diesem Standpunkt aus auch vielfach gehandelt hatte, verlor München 2½ Procent durch Cholera. Die Epidemien im Jahre 1866 in vielen Städten von Norddeutschland, z. B. in Erfurt, Leipzig, Stettin ꝛc., gehörten zu den allerheftigsten, welche diese Städte je heimgesucht hatten, und es war doch vorher noch nie, oder doch lange nicht so viel und fleißig desinficirt worden, als gerade im Jahre 1866.

Soll man nun die Desinfektion der Excremente wieder aufgeben? Gewiß nicht; denn die Desinfektion kann bisher deshalb nichts gefruchtet haben, entweder weil der Cholerakeim nicht ausschließlich, oder selbst gar nicht in den Excrementen steckt, oder aber auch, weil nicht die rechten Desinfektionsmittel, oder nicht in gehöriger Menge, oder nicht in der richtigen Weise zur Anwendung gekommen sind. Es ist eine wichtige Aufgabe der Staatshygiene, sich bei nächster Gelegenheit hierüber mehr Gewißheit zu verschaffen, als bisher besteht; ja eine rationelle Experimentation ist das nächste Ziel, was zu verfolgen ist, und diese ist sogar um so nothwendiger, als man ohne sie nie aus dem gegenwärtigen Zustande der Ungewißheit kommen, weder zu einem positiven, noch zu einem negativen Resultate gelangen wird.

Man mag einstweilen über die specifische Wirkung der Desinfektion der Excremente denken, wie man will, ihren Werth als den eines wesentlichen Mittels der Reinlichkeit überhaupt wird man ihr nie absprechen können, und ebenso wenig wird man verneinen können, daß es viele Orte und Gelegenheiten gibt, wo sie recht am Platze ist. Man denke nur an viele unserer Eisenbahnstationen, Gastwirthschaften und andere viel benutzte Versammlungslokale, wo es jedem, der nur einigermaßen an den Genuß reiner Luft gewöhnt ist, wirklich Angst werden muß, sich auch nur für einige Minuten an gewisse Orte zu begeben und sich der dort herrschenden Atmosphäre auszusetzen. Wenn daher die Staatsregierung die Desinfektion nicht nur empfiehlt, sondern für gewisse Fälle zwangsweise sogar befiehlt, so ist sie gewiß in ihrem Rechte.

Die Desinfektion der Excremente und der Abtritte und Gruben und sonstiger Unrathbehälter hat, wie gesagt, noch eine ganz andere Seite, welche ganz unabhängig davon ist, ob diese Gegenstände Träger eines specifischen Giftes sind oder nicht. So wie die Excremente gewöhnlich behandelt werden, sind sie meistens Verderber der Luft des Hauses, und es ist ein von jeder Theorie unabhängiger Erfahrungssatz, daß wir um so gesünder bleiben, je reiner die Luft ist, in der wir leben. Jede Unreinigkeit ist ein Hinderniß, welches unser Organismus überwinden muß, wenn er gesund bleiben soll. Wenn nun schon für gewöhnlich die Reinheit der Luft der Gesundheit und der Widerstandskraft unseres Körpers zuträglich ist, so wird das zur Zeit des Herrschens einer Epidemie noch

Desinfektion der Abtritte und Gruben mit Eisenvitriol und Carbolsäure.

viel mehr der Fall sein und reine Luft noch viel noth=
wendiger werden.

Die Excremente verunreinigen die Luft am meisten,
wenn sie Gelegenheit haben, sich zu zersetzen und in alka=
lische oder ammoniakalische Gährung überzugehen, ehe sie
entfernt werden. In diesem Zustande geben sie am meisten
an die Luft ab. Man darf nur denken, wie wenig frisch
gelassener Harn riecht und welcher Gestank sich entwickelt,
wenn er zu faulen beginnt. Es ist ferner eine Erfahrung,
daß ein Gemenge von Harn und Koth, welches in frischem
Zustande sauer ist, oder wie die Chemiker sagen, sauer
reagirt, d. i. blaues Lakmuspapier röthet, auch bei län=
gerem Aufbewahren nicht entfernt den gewöhnlichen Gestank
verbreitet, sobald man ihm Stoffe zusetzt, welche die
ursprüngliche saure Reaktion erhalten und den ammo=
niakalischen Zustand nicht eintreten lassen, oder wenn er
eingetreten ist, den sauren Zustand, die saure Reaktion
wieder herstellen. Man kann daher mit aller Bestimmt=
heit sagen, daß in jedem Falle, wo in einem Hause zur
Ablagerung und Aufbewahrung der Excremente Vorricht=
ungen und Methoden bestehen, welche den Uebergang der
Zersetzungsprodukte derselben in die Luft nicht an und für
sich schon verhindern, die Luft des Hauses an Reinheit ge=
winnt, sobald die Excremente in der angedeuteten Weise
behandelt, d. h. in ihrer sauren Reaktion erhalten werden,
was man allgemein auch mit dem Ausdruck desinficiren
bezeichnet.

Dieser Zweck, die Zersetzung der Excremente aufzu=
halten, oder doch den Uebergang der Zersetzungsprodukte
in die Luft zu verhindern, kann auf verschiedene Weise
erreicht werden, nicht blos durch sauer reagirende Stoffe,
wie Eisenvitriol, sondern auch durch andere Stoffe von
ganz entgegengesetzter Natur, von alkalischer Reaktion,

z. B. durch frisch gelöschten Kalk. Die alkalischen Des=
infektionsmittel haben aber, namentlich bei ihrer Anwend=
ung auf alten Inhalt der Abtrittgruben, verschiedene Nach=
theile, ebenso wie in anderer Beziehung die Anwendung
freier Mineralsäuren, so daß sie zu einem ganz allgemeinen
Gebrauche nicht empfohlen werden können. Zur Desin=
fektion im Großen eignen sich nur Mittel, welche bei ihrer
Anwendung auch aus bereits in Zersetzung und Fäulniß
begriffenen Exkrementen keine merklichen Mengen von Sub=
stanzen gasförmig entwickeln, und welche außerdem wohl=
feil genug und überall leicht zu haben sind.

In dieser Beziehung hat sich bisher noch am meisten
der Eisenvitriol unter Zusatz von etwas Carbolsäure be=
währt und Geltung verschafft. Es genügt nur nicht, über=
haupt etwas Eisenvitriollösung und etwas Carbolsäure
anzuwenden, sondern es muß auch eine hinreichende Menge
angewendet werden.

Die Frage, in welcher Menge die Desinfektionsmittel Menge
der Des=
infektions=
mittel.
anzuwenden seien, läßt sich im Allgemeinen dahin beant=
worten, daß die Desinfektion als eine genügende erachtet
werden könne, wenn die Exkremente und was sich mit
diesen gemischt vorfindet, nicht alkalisch, sondern deutlich
sauer reagiren, und diese saure Reaktion beibehalten, bis
sie aus der Nähe menschlicher Wohnplätze entfernt werden.

Man kann annehmen, daß 25 Grammen Eisenvitriol
täglich in der 10 fachen Menge (¼ Liter) Wasser gelöst
für die Exkremente einer Person durchschnittlich hinreichen.
Diese Annahme setzt voraus, daß die frischen Exkremente
nicht mit altem Grubeninhalt, mit bereits in alkalische
Zersetzung übergegangenen Exkrementen zusammengebracht
werden, sondern daß letztere entweder vor Beginn der
Desinfektion möglichst entfernt, oder mit Eisenvitriol so
lange versetzt worden sind, bis der Inhalt der Grube oder

des Fasses die alkalische Reaktion verloren hat und in eine saure übergegangen ist.

Man kann mit Eisenvitriol allein die Excremente sauer erhalten, aber es ist sehr rathsam, der Eisenvitriol=lösung etwas Carbolsäure beizusetzen, die zu diesem Zweck nicht rein zu sein braucht. Wenn man der Eisenvitriol=lösung, welche für die täglichen Excremente einer Person bestimmt ist, 2 Grammen roher Carbolsäure (durch Schüt=teln in 50 Grammen Wasser gelöst) zusetzt, so kann man die Menge des Eisenvitriols (25 Grammen) beträchtlich, um ein Drittel, (auf 16 Gramm) verringern. Man spart also durch Carbolsäure an Eisenvitriol.

Controle der Desinfektion. Die angegebenen Mengen Eisenvitriol und Carbol=säure sind nur als Durchschnittsmaß anzusehen. Da die Aufgabe ist, die Excremente in sauren Zustand zu versetzen und darin zu erhalten, so kann schließlich nur die Con=statirung dieses Zustandes darüber entscheiden, ob genügend desinficirt ist, und dieser Zustand läßt sich leicht durch ein Rea=genspapier constatiren. Dazu genügt es, mit einem reinen Stäbchen einen Tropfen der Flüssigkeit, welche Excremente enthält, auf blaues Lakmuspapier zu legen und zu beob=achten, ob dieses dadurch geröthet wird.

Um die entgegengesetzte, die alkalische oder ammonia=kalische Reaktion zu constatiren, bringt man einen Tropfen auf gelbes Curcumapapier, welches dadurch rothbraun ge=färbt wird.

Ob Carbolsäure hinzugefügt worden ist, erkennt man am Geruch.

Will man die Luft in Abtritten, Abtrittröhren und Kanälen auf die Gegenwart oder Nähe nicht desinficirter, fauliger Excremente prüfen, so befeuchtet man einen Streifen Curcumapapier mit destillirtem Wasser, legt ihn bis zur Hälfte seiner Länge zwischen zwei Glasplättchen und setzt den freiliegenden Theil einige Minuten lang der Einwirkung der zu prüfenden Luft aus. Von allen faulenden Excrementen strömt Ammoniak aus, und die geringste Menge davon in der Luft wird durch einen deutlichen Unterschied in der Färbung des vom Glase bedeckten und des nicht bedeckten Theiles des feuchten Curcumapapierstreifens angezeigt. Wie die Abtritte und ihren Inhalt behandelt man auch alle übrigen Behälter für Excremente, Nachtstühle, Töpfe, Schüsseln u. s. w.

Weite Abtrittschläuche, im Boden liegende, schwer zugängliche Rinnen u. s. w. sind oft schwer oder gar nicht durch Bespülen mit Desinfektionsflüssigkeit geruch- und ammoniakfrei zu bringen, weil man die Flüssigkeit nicht überall hinbringen kann. Solche Gegenstände schwefelt man am besten aus, d. h. man verbrennt eine hinreichende Menge Schwefel in ihnen. Die dabei entstehende schweflige Säure ist gasförmig und vermag alles zu durchdringen. — Die schweflige Säure gehört überhaupt zu den besten Desinfektionsmitteln, die es gibt. *Verschiedene andere Desinfektionsmittel.*

Anstatt Eisenvitriol kann man auch Manganchlorür, ein Nebenprodukt der Chlorkalkfabrikation verwenden, wenn die freie Salzsäure, welche es gewöhnlich enthält, zuvor durch Behandlung mit metallischem Eisen gesättiget, oder auf andere Art neutralisirt worden ist.

Den gleichen Zweck wie Eisenvitriol erfüllen die in Wasser löslichen Zinksalze (schwefelsaures und Chlorzink), welche zwar theurer sind, aber das Angenehme haben, daß sie bei dem unvermeidlichen Verschütten und Verspritzen keine Rostflecken wie Eisenvitriol verursachen.

Da bei Ausbruch einer Epidemie die Desinfektion der Abtritte jedenfalls wieder zur Ausführung kommen wird, so *Desinfecteure*

ift es räthlich, inftruirte Desinfekteure aufzuftellen, deren
Thätigkeit polizeilich überwacht werden kann. Wenn man
in einem Haufe einmal zur größeren Reinhaltung der
Luft desinficiren will, fo foll man es doch fo vollftän=
dig als möglich thun, es koftet wenig mehr, während eine
unvollftändige Desinfektion eine ganz nußlofe Gelbver=
fchwendung ift.

Aufenthalt
in Cholera=
lokalitäten. Einer befonderen Aufmerkfamkeit behufs Reinigung
und Desinfektion bedarf Alles, was aus Infektionsheerden,
aus Cholerahäufern und Choleralokalitäten kommt, woran
der im Haufe vervielfältigte Infektionsftoff haften könnte.
Daß ein kurz dauernder Aufenthalt in einer Choleraloka=
lität zur Infektion noch nicht ausreicht, geht am deutlichften
aus der Anzahl der Erkrankungen der Aerzte hervor.
Niemand kommt während einer Epidemie fo vielfach mit
Cholerakranken und Choleralokalitäten in Berührung, als
die Aerzte, und doch erkranken fie in keinem anderen Ver=
hältniß, als andere Berufsklaffen, die damit gar nichts
zu thun haben.

Die Aerzte find auch der fprechendfte Beweis dafür,
daß der bloße vorübergehende Befuch von Choleralokali=
täten und Cholerakranken, wobei man nichts von diefen,
als was in der Luft fufpendirt fein kann, mit fortnimmt,
auch nichts zur Weiterverbreitung der Krankheit beiträgt, denn
es ift noch kein einziger Fall conftatirt worden, daß die
Aerzte durch ihre Befuche in den Familien zur Verbreitung
der Cholera in einem Orte beigetragen hätten. Selbft
wenn die Cholera eine anftedende Krankheit wäre, was
fie nicht ift, fo könnte man die gewöhnlichen Vorftellungen,
die über Contagien und deren Verbreitung im Umlauf
find, nicht darauf anwenden.

Man foll Cholerakranke, von denen jedenfalls die
Mehrzahl auch in Cholera erzeugenden Lokalitäten, in

Infektionsherden krank liegen wird, nicht ohne zwingende Veranlassung besuchen, aber wenn es aus irgend einem Grunde sein muß, braucht man keine besondere Angst zu haben, wenn man nur die gleiche Vorsicht gebraucht, wie die Aerzte, welche in solchen Häusern nichts genießen, als die Luft, die sie einathmen, und nichts mit nach Hause nehmen. Die Luft, welche sich in Choleralokalitäten unvermeidlich an einen anhängt und die Kleidung durchdringt, wird im Freien auch sofort wieder entfernt und sozusagen wieder ausgewaschen.

Die Erfahrungen über die Verschleppungen von Infektionsstoff aus Choleralokalitäten nach einem andern Orte hin in einer solchen Menge, daß anderswo Infektionen erfolgen, deuten in ihrer Gesammtheit alle sehr deutlich darauf hin, daß diese Verschleppungen verhältnißmäßig nur selten erfolgen, daß daher besondere Umstände dazu gehören. Unzweifelhafte Fälle der Art sind bisher nur an unreinen Kleidungsstücken, namentlich an schmutziger Wäsche, sogenannter Cholerawäsche, und an feuchten, schleimigen Nahrungsmitteln constatirt worden. Solche Gegenstände scheinen so viel Infektionsstoff aus einer Choleralokalität in sich aufnehmen und wirkungsfähig erhalten zu können, daß der Stoff an andern Orten nicht blos als Saame zu weiterer Entwickelung und Vermehrung, sondern auch gleich als eine für einzelne Erkrankungen noch hinreichende Gabe oder Dosis dienen kann.

Auf derartige Provenienzen aus Choleralokalitäten wird ganz besonders zu achten sein. Solche Gegenstände soll man daher aus Choleralokalitäten nicht mit fortnehmen, oder, wenn es doch geschehen muß, nur unter gewissen Vorsichtsmaßregeln. Die Vorsichtsmaßregeln bestehen wesentlich in zweien, vollständiger Reinigung und Trocknung oder Desinfektion.

Erstere Maßregel bedarf keiner weiteren Erläuterung, die zweite, die Desinfektion, kann in folgender Weise vorgenommen werden.

Stücke aus Leinwand und Baumwolle werden am einfachsten dadurch desinficirt, daß man sie in heiße, mit frischgelöschtem Kalk scharf gemachte Lauge, sogenannte Seifensieder-Lauge legt. — Schafwollene Gegenstände, Tuchkleider, Roßhaare und Bettfedern werden in Wasser gekocht oder geschwefelt. Werthlose Gegenstände, wie Stroh ꝛc., werden verbrannt.

Für Fleisch, Würste, Milch und andere namentlich schleimige Nahrungsmittel, auch für Früchte und Gemüse, welche möglicherweise aus Choleralokalitäten stammen, ist neben Abwaschen mit reinem Wasser, wie schon bei der Kost erwähnt wurde, auch ein vollständiges Durchkochen vor dem Genusse, während der Dauer einer Choleraepidemie, zu empfehlen.

Je mehr sich die Ueberzeugung Bahn bricht und durchdringt, daß die Cholera mehr von inficirenden Orten und Lokalitäten, und nicht von den dadurch inficirten Personen ausgeht, um so mehr wird das Streben der Desinfektion von den Kranken und ihren Ausleerungen sich ab-, und den Lokalitäten, in welchen diese krank geworden sind, zuwenden.

Eine inficirende Lokalität kann nicht gehörig desinficirt werden, so lange sie von Menschen bewohnt ist, — denn wo man immer Bedingungen herstellen will, unter welchen ein im Raume befindliches organisches Gift zerstört wird, da kann auch ein Mensch nicht mehr leicht leben. Lokalitäten, welche desinficirt werden sollen, müssen entleert werden. Es ist eine von jeder Theorie unabhängige Thatsache, welche sich in jeder Choleraepidemie zu jeder Zeit und an jedem Orte gleich geblieben ist, daß die Erkrankungen in

einem einzelnen Hause sich durchschnittlich binnen 12 oder
14 Tagen beendigen; es gibt Ausnahmen, aber sie sind
verschwindend klein gegen diese Regel. Diese Regel kann
man sich zur Richtschnur nehmen, wenn man inficirende
Oertlichkeiten verlassen, und sodann wieder beziehen will.
Inzwischen würde man auch hinreichend Zeit finden, diese Lo=
kalitäten desinficiren und gründlich reinigen zu lassen. Als
bestes Desinfektionsmittel für geschlossene Räume empfiehlt
sich die schweflige Säure, das Ausschwefeln. Der Mensch
kann verlassene Räume seiner Wohnung ausschwefeln, wie der
Küfer ein leeres Weinfaß ausschwefelt, damit sich dann der
Wein darin besser hält. Das Ausschwefeln geschieht bei mög=
lichst dicht geschlossenen Fenstern und Thüren. Darnach
muß möglichst gelüftet und gereiniget, mit Luft und Wasser
nicht nur das Desinfektionsmittel, sondern auch aller
Schmutz und Unrath aus dem Hause entfernt werden.
Die Desinfektion und Reinigung entleerter Wohnungen
wird auch am besten eigens instruirten und polizeilich
überwachten Desinfekteuren übertragen.

Diese Ausprache will durchaus nicht als ein erschöpfen= Schluß-
des Choleraregulativ erscheinen, was jeden Einzelnen in den bemerkung.
Stand setzen könnte, von sich aus allein eine hereinbrechende
Seuche zu bekämpfen, sie will das Augenmerk nur auf
gewisse wesentliche Punkte lenken, nach denen der Ein=
zelne und die Gesammtheit streben sollen; sie möchte end=
lich auch noch auf Grund der bisherigen Beobachtungen
und Erfahrungen ein Verständniß und eine Uebereinstimm=
ung der verschiedenen Ansichten anbahnen, welches zu
einem erfolgreichen Zusammenwirken des Publikums und
der Behörden unerläßlich ist. Diese Ansprache soll also
nicht vom Standpunkte der Verordnung, sondern nur
von dem der Belehrung angesehen werden, sie soll das
Verständniß jener Verordnungen erleichtern und verbreiten,

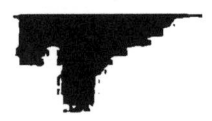

welche theils bereits erlassen sind, theils beim Eintritt einer Epidemie künftig erlassen werden, und außerdem möchte sie namentlich die Bewohner Münchens anregen, schon vor Eintritt einer Epidemie dasjenige vorzukehren, was bereits geschehen sein muß, wenn man zur Zeit des Ausbruches der Krankheit davon einen Vortheil genießen will.

München, im Januar 1873.

Der Gesundheits-Rath
der k. Haupt- und Residenzstadt München.

Ständige Mitglieder:

v. Burchtorff, k. Regierungs- und Polizeidirektor, als Vorstand.
Dr. Ludw. Andr. Buchner, k. Universitäts-Professor.
Dr. M. Frank, k. Bezirks- und Stadtgerichtsarzt.
Leo Hänle, Fabrikbesitzer.
Dr. Lindwurm, k. Universitäts-Professor und Krankenhaus-Direktor.
Dr. Martius, prakt. und Armenarzt.
Ad. Müller, General-Sekretär des landw. Vereins.
Ant. Riemerschmied, Fabrikbesitzer.
Dr. A. Vogel, k. Universitäts-Professor.
Dr. Bechmeister, prakt. Arzt und Magistrats-Rath.
Arn. Zenetti, Stadtbaurath.

Zur Berathung der Cholerafrage beigezogen:

Dr. Ludw. Buhl, k. Universitäts-Professor.
Dr. Erhardt, I. rechtsk. Bürgermeister.
J. Kopp, k. Regierungsrath.
Dr. v. Pettenkofer, k. Obermedizinalrath und Universitäts-Professor, als Referent.
Ed. Schuster, k. Polizeikommissär.
Dr. J. Widenmayer, II. rechtsk. Bürgermeister.

Druck von E. R. Schurich in München.